ISBN 978-3-540-50969-1   ISBN 978-3-662-30509-6 (eBook)
DOI 10.1007/978-3-662-30509-6

Sonderausgabe des Ärzteseminars Hamm (FAC) eV der Deutschen Gesellschaft für Manuelle Medizin

---

Herstellung: Appl, Wemding
2119/3145-543210

Gesamtinspektion im Stehen

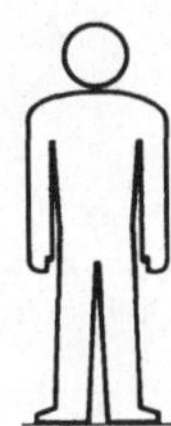

1	**Alltagsbewegungen**

1 Alltagsbewegungen
1.1 Gang
1.2 Sonstige Alltagsbewegungen

2 Haltung

3 Körperformen

4 Haut

5 Hilfsmittel

Die Abbildungsnummern entsprechen der Buchausgabe: H. Frisch, Programmierte Untersuchung des Bewegungsapparates 2. Auflage, Springer 1983, 1987

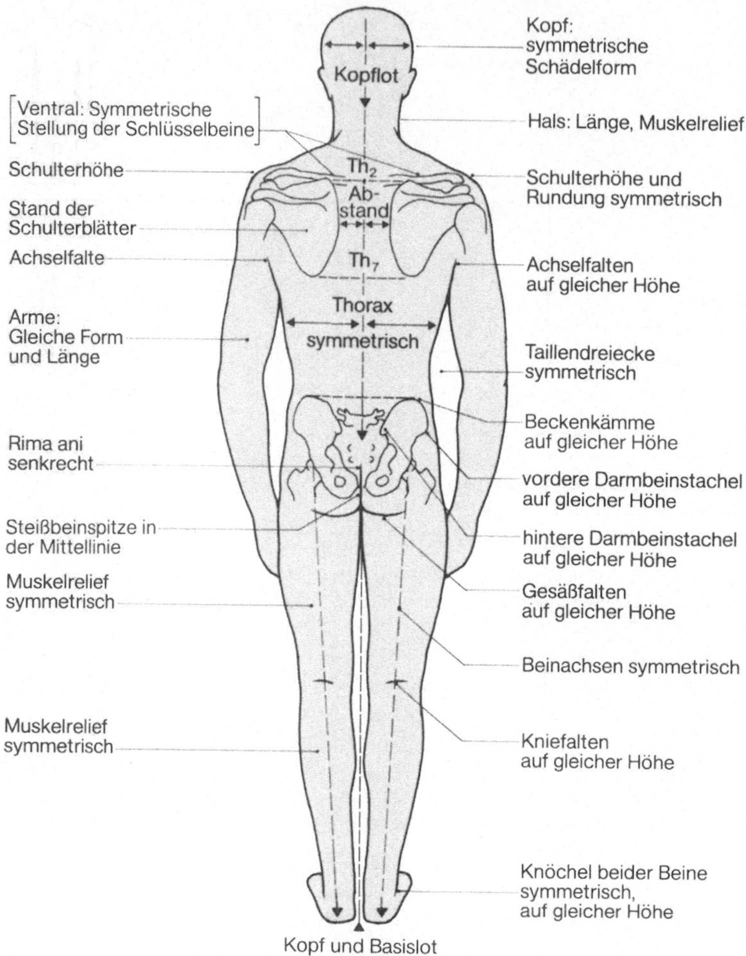

Abb. 14a. Gesamt-
inspektion dorsal

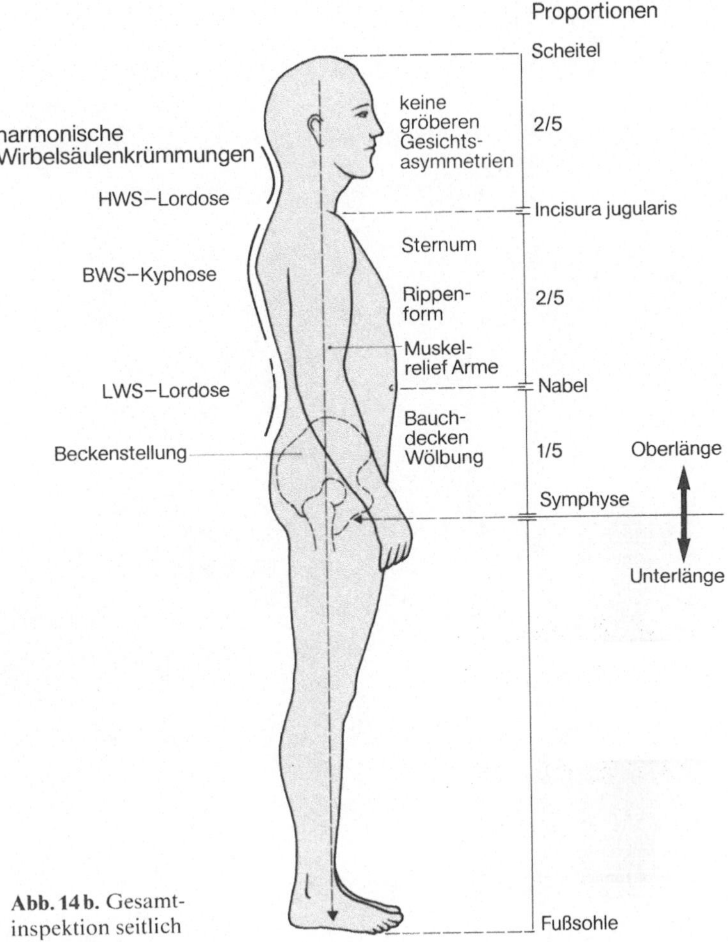

Abb. 14 b. Gesamt-
inspektion seitlich

Checkliste Gelenk für den Therapeuten

1) Patientenstellung
Entspannte, möglichst **schmerzfreie,** Haltung oder Lagerung der zu untersuchenden oder zu behandelnden Gelenke.

2) Therapeutenstellung
Stabile patientennahe ergonomisch günstige Ausgangsstellung für die Durchführung der Untersuchung oder Behandlung.

3) Fixationshand
Sie faßt den zu fixierenden Gelenkpartner **flächig** und **schmerzfrei** (Hautvorschub gegen die Mobilisationsrichtung, empfindliche Weichteile beiseite schieben) **unmittelbar neben dem Gelenkspalt.**

4) Mobilisationshand
Sie faßt den zu bewegenden Gelenkpartner **in gleicher Weise.**

5) Ausführung
Bestimmung der **Ruhestellung** (aktuellen Ruhestellung bzw. Behandlungsstellung),
Bestimmung der **Gleitebene** und **translatorischen Bewegungsrichtung** (Traktion, Kompression, Gleiten),
Bestimmung des **Bewegungsimpulses** (Kraft und Dauer).

Checkliste Muskulatur

Geprüft werden muß die Muskelsynergie und ggf. der Einzelmuskel auf:
Muskel(faser)länge
Muskelspannung
Koordination
Kraft
Schmerz
Die **Ausdauer** kann im Rahmen der normalen Untersuchung der arthromuskulären Funktionseinheit nicht getestet werden.
Die **Testung** der Muskulatur **im Untersuchungsblock:**
Aktive Bewegungen: Koordination / Kraft
Passive Bewegungen: Muskellänge (Endgefühl)
                                    Schmerz (in Dehnstellung)
Palpation: Spannung / Schmerz bei Palpation des Muskels
                                    (Ursprung, Ansatz, Muskelbauch) (vor allem in Dehnstellung)
Widerstandstests: Kraft (in Mittelstellung)
                                    Schmerz (vor allem in Dehnstellung)
Die **klinische Untersuchung** erfolgt durch den **Untersuchungsblock** und die evtl. notwendigen **Zusatzuntersuchungen** (Abb. 3) einschließlich einer Probebehandlung.

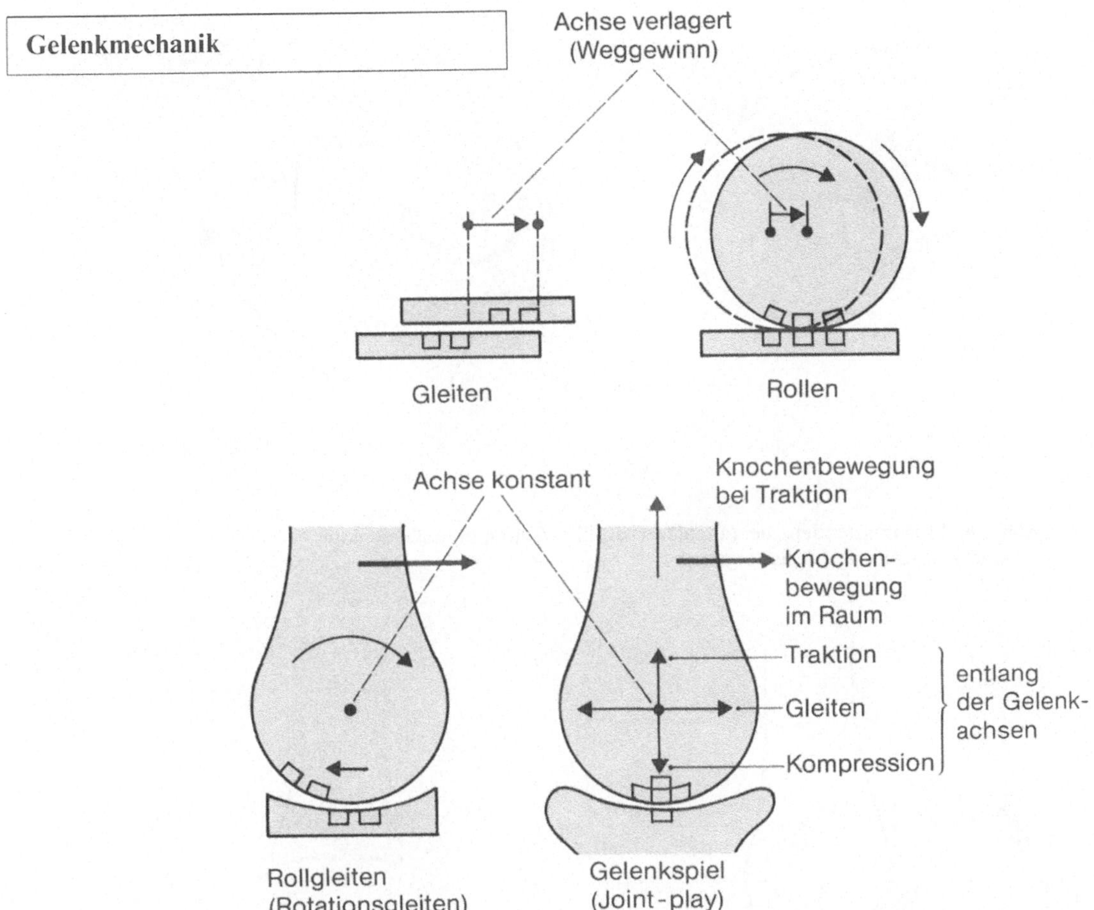

Abb. 1 a. Grundformen der Bewegung

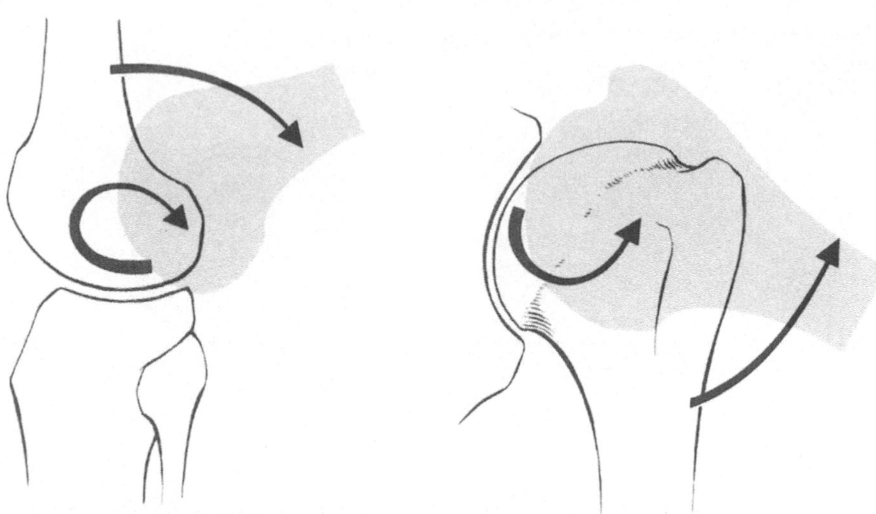

Abb. 1 b. Luxationstendenz bei (angulärer) Rollbewegung ohne Gleiten am Beispiel des Knie- und Schultergelenks

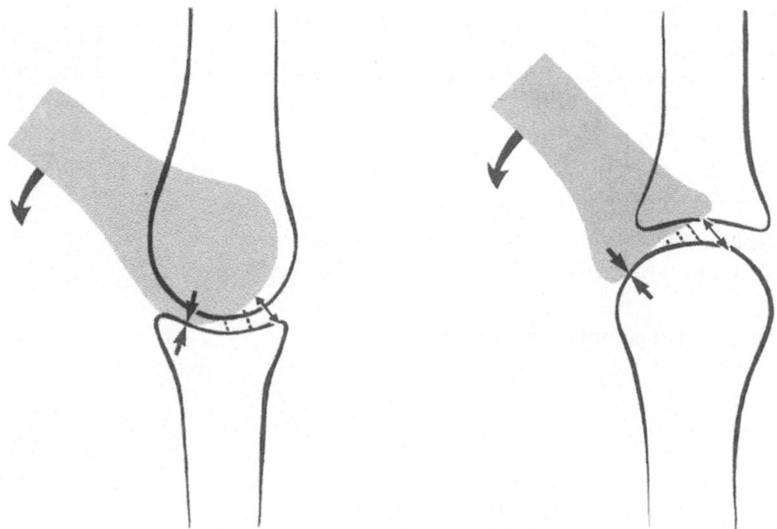

Abb. 1 c. Ungleichmäßiger Abstand (und Haftung) im Gelenk bei angulärem Rollen ohne Gleiten

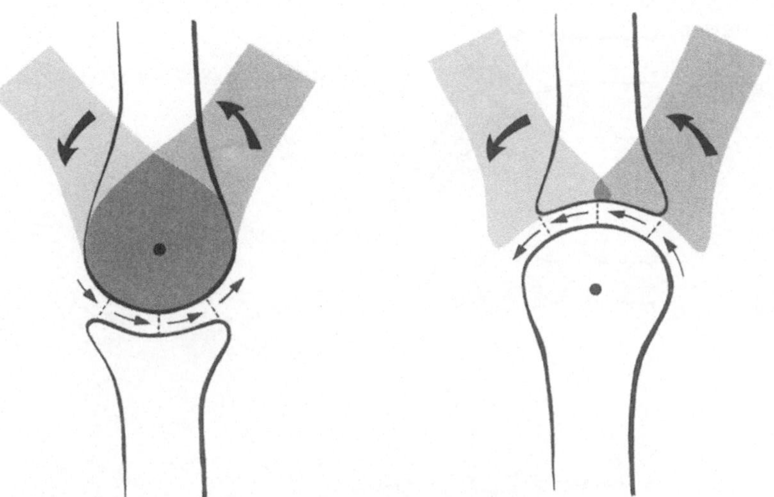

Abb. 1 d. Gleichmäßiger Abstand und Haftung bei (angulärem) Rollgleiten (Rotationsgleiten) der aktiven und passiven Bewegungen

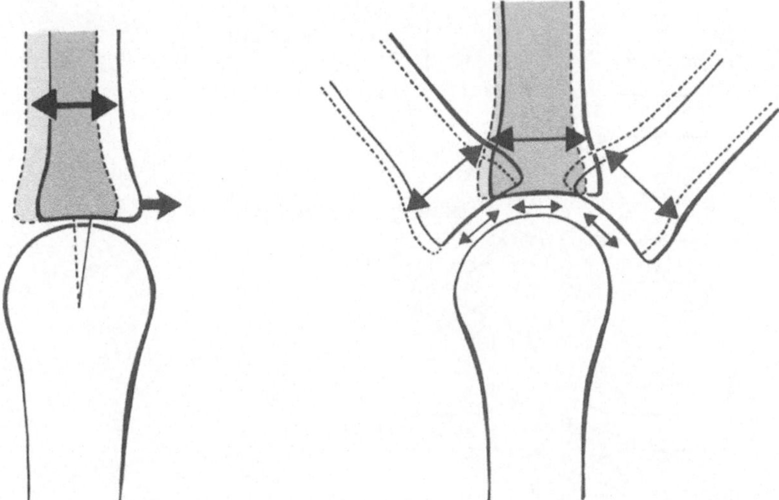

Abb. 1 e. Gleichmäßiger Abstand und Haftung beim passiven translatorischen (geradlinigen) Gleiten

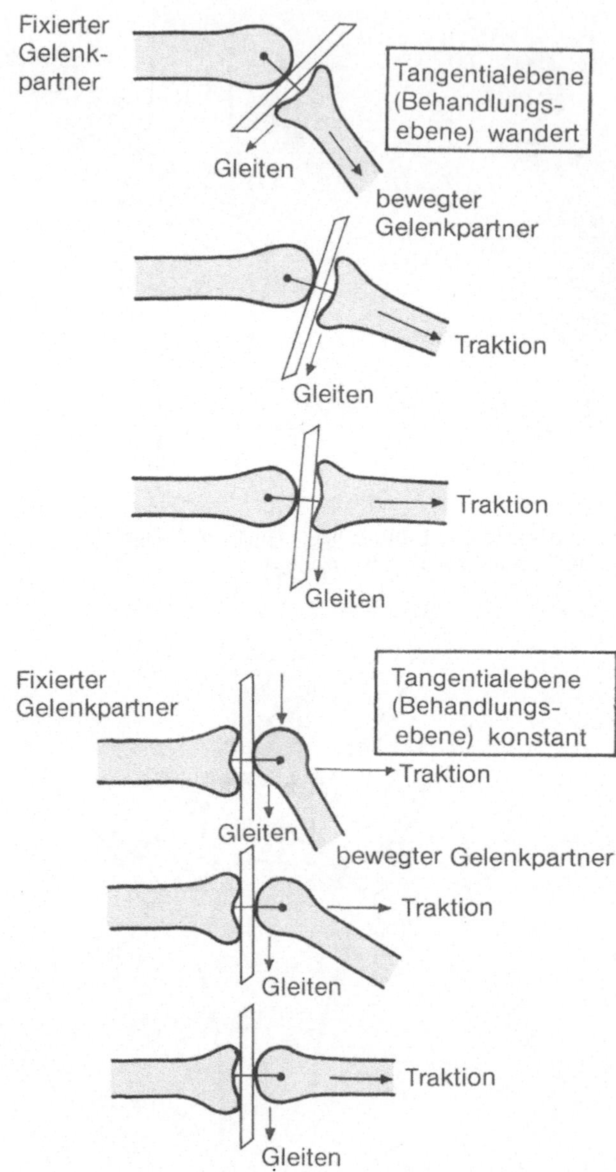

Abb. 1 f. Richtungsänderungen bei Traktion und Gleiten in der tangentialen Gleitebene (Behandlungsebene)

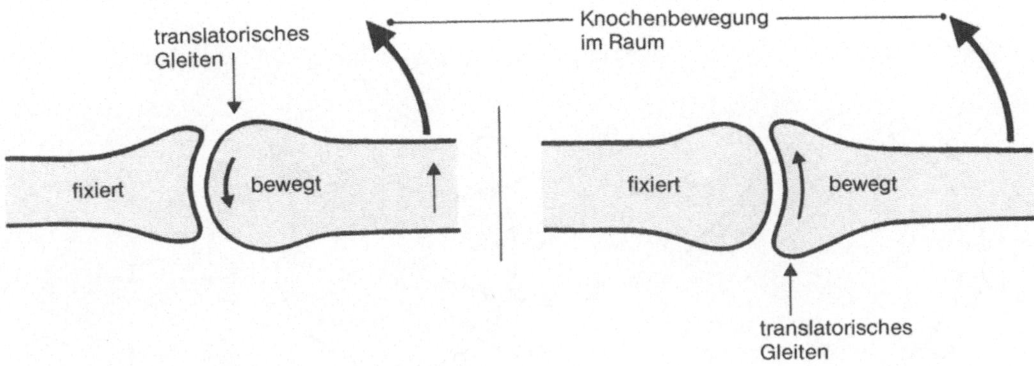

Abb. 1 g. Konvex-Konkav-Regel (nach Kaltenborn)

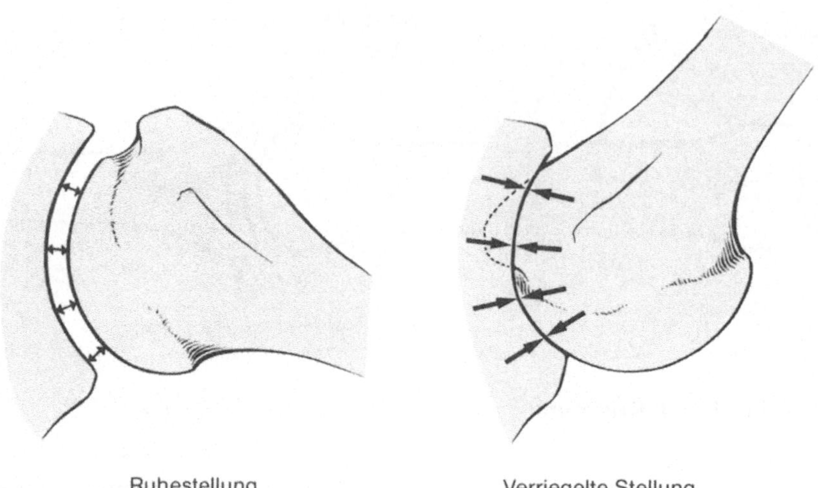

Abb. 1 h. Abstand und Haftung bei Ruhestellung und verriegelter Stellung

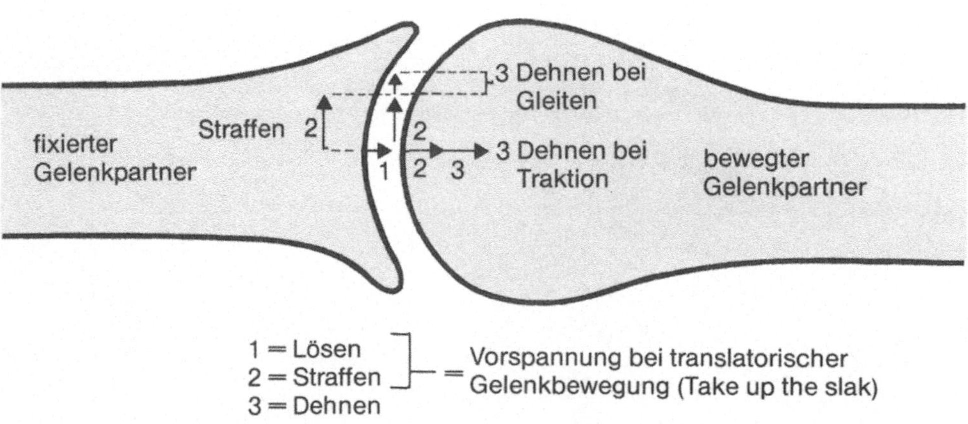

Abb. 1 i. Dehnungsstufen der Gelenkkapsel bei translatorischen Gelenkbewegungen

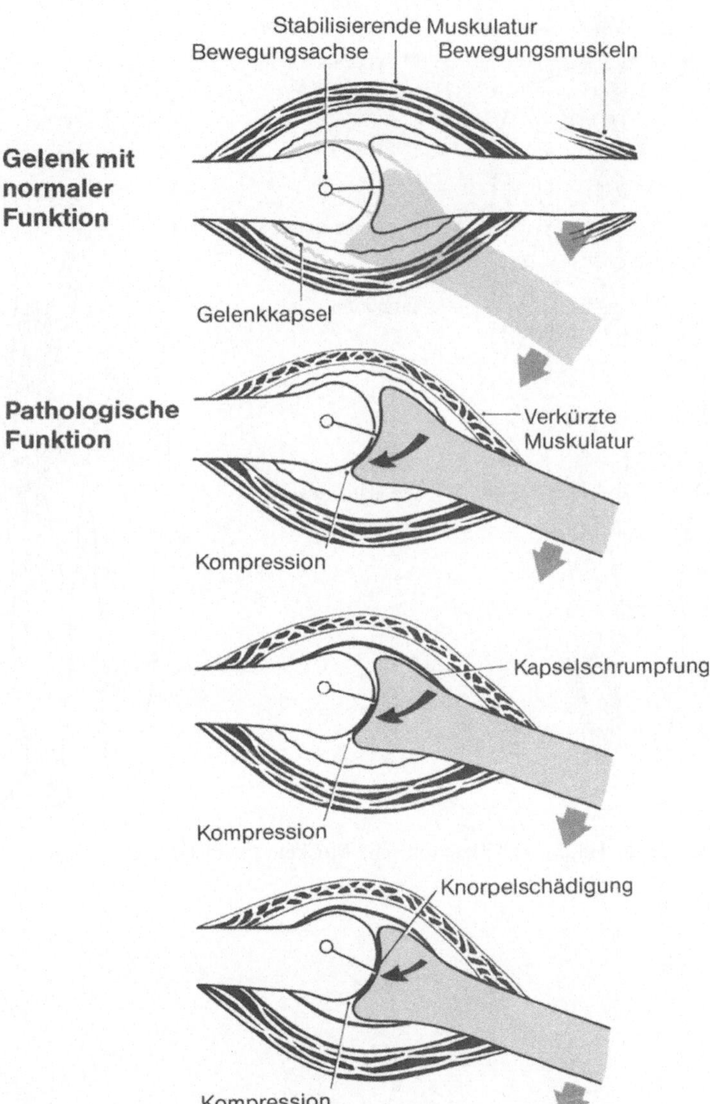

Abb. 1 j. Hypomobile Funktionsstörungen bei pathologischen Strukturveränderungen im Gelenk

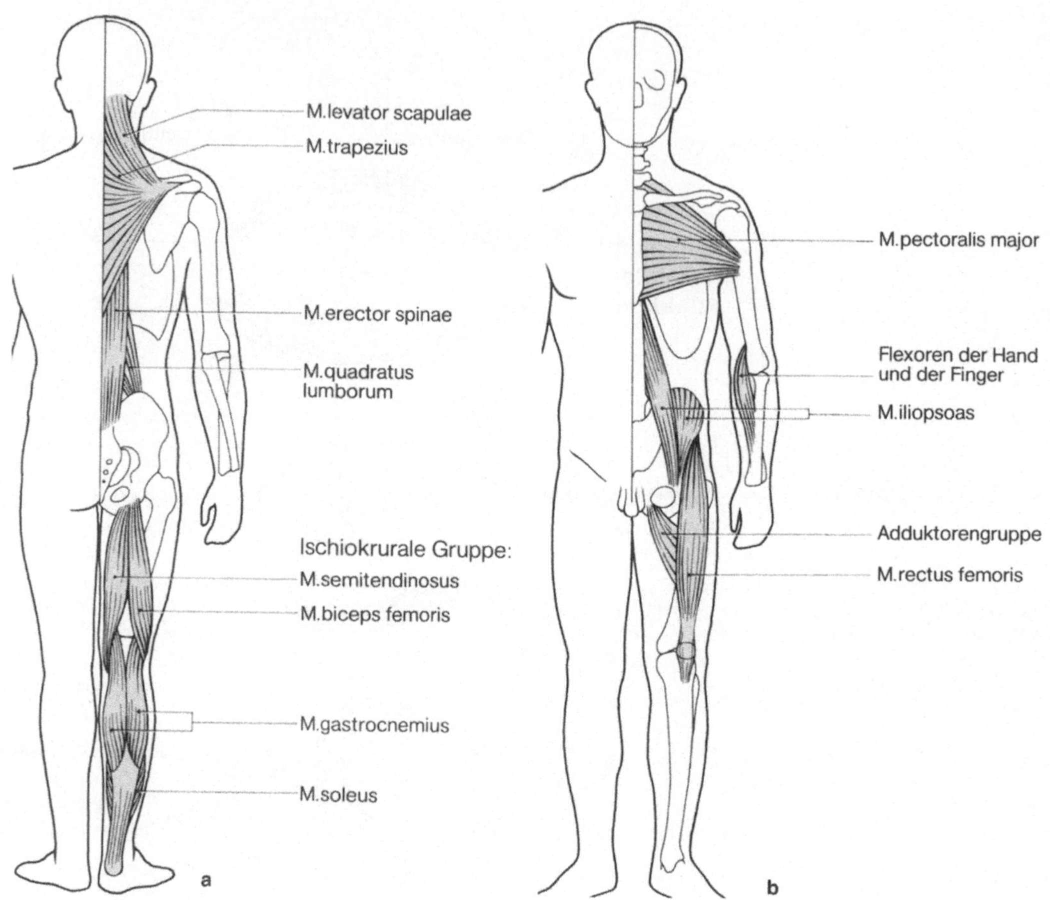

Abb. 2 a, b. Häufig verkürzte tonische Muskeln (nach Janda)

Palpation der ISG

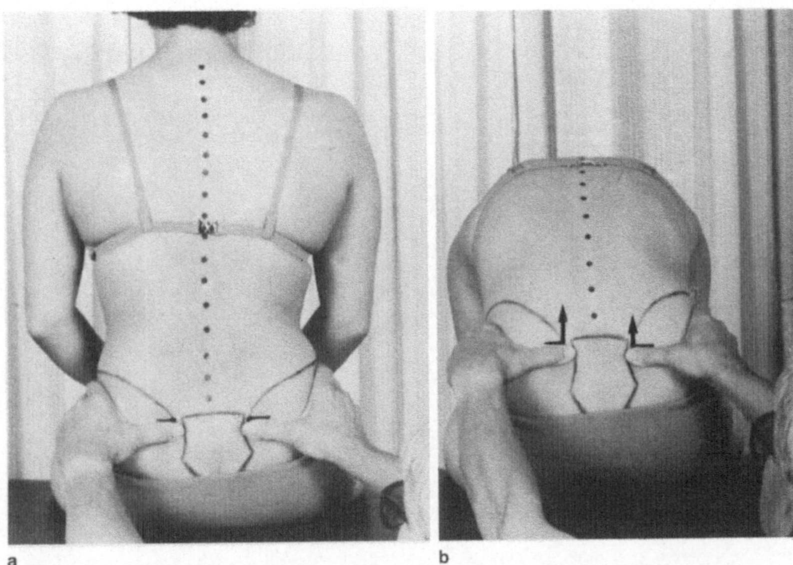

Abb. 26 a, b. Beckenstellung und Vorlaufphänomen im Sitzen. **a** Ausgangs-, **b** Endstellung

Palpation der LWS/Segmentweise Bewegungsprüfung

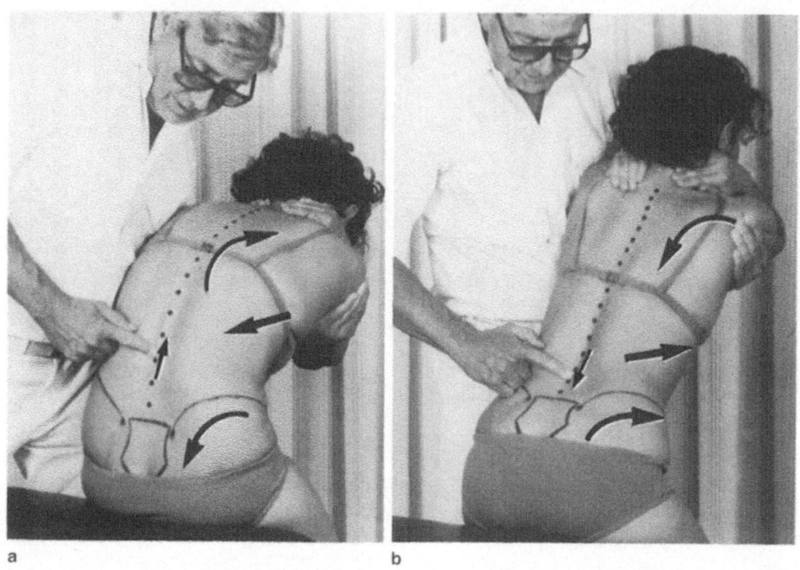

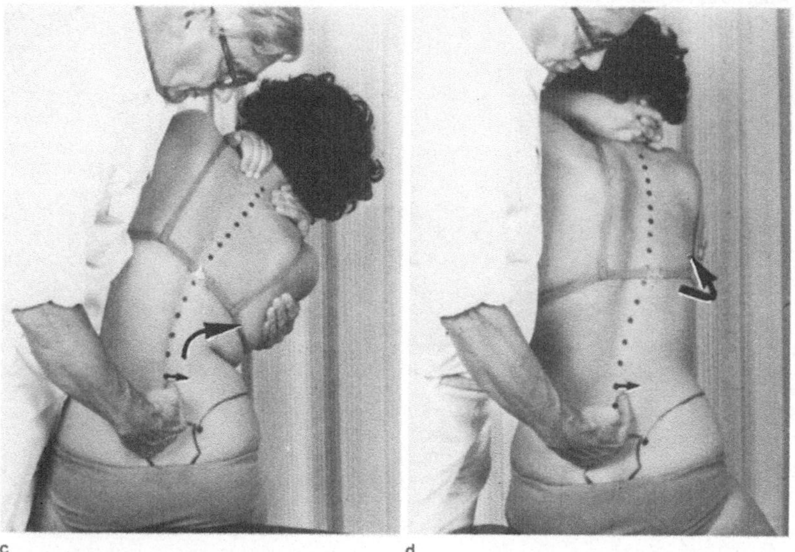

Abb. 27 a–d. Segmentweise Bewegungsprüfung in den anatomischen Ebenen.
a Ventralflexion, **b** Dorsalflexion, **c** Lateralflexion, **d** Rotation

Segmentweise Bewegungsprüfung

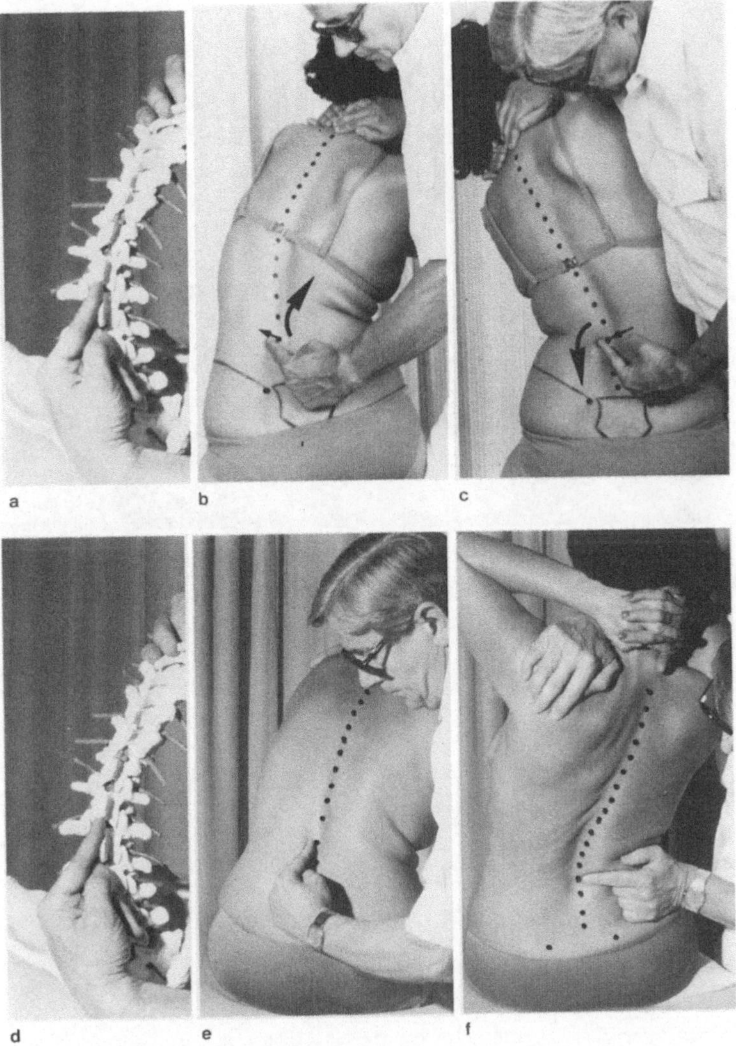

Abb. 28 a–f. Kombinationsbewegungen. **a** Palpation am Modell, **b** in Ventralflexion (Palpation der Divergenz links), **c** in Dorsalflexion mit Wechsel der Seitneigung (Palpation der Konvergenz links), **d, f** volle Wirbelrotation bei gleicher Seitneigung

Traktion Wirbelsäule

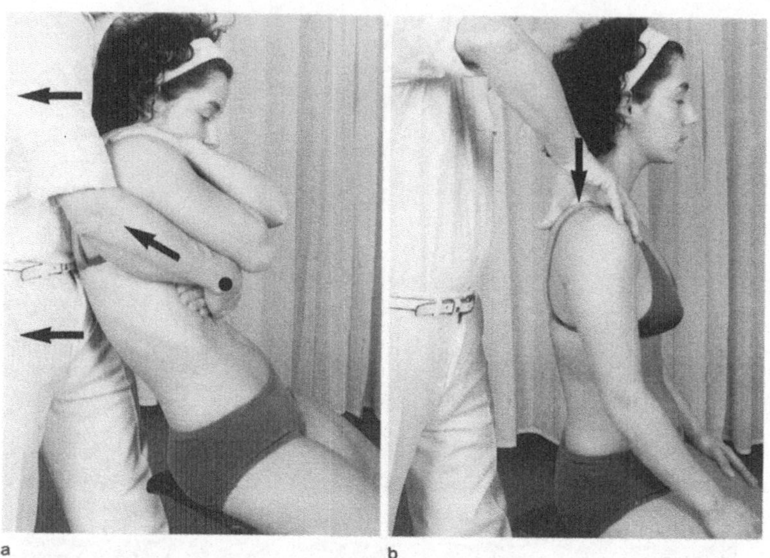

Abb. 29. a Traktion von BWS und LWS; **b** Kompression von BWS und LWS

Untersuchung der LBH-Region in Bauchlage (C/II)

1 Inspektion
1.1 Beckenstellung und Glutäalprofil
1.2 Becken-Bein-Winkel
1.3 Beinlängendifferenz
1.4 Asymmetrien des Muskelreliefs
1.5 Wirbelsäulenform

2 Aktive und passive Hüft- und Kniegelenkbewegungen
(Etagendiagnostik)
2.1 Hyperextension des Hüftgelenks
2.2 Rotation des Hüftgelenks
2.3 Flexion, Extension, Rotation des Kniegelenks

3 Palpation Beckenrückseite/LWS/ Dermatome
(Segmentdiagnostik)
3.1 Palpationskreis Becken dorsal
3.2 Test auf funktionelle Beinlängendifferenz
3.3 Segmentweise Palpation der LWS
3.4 Kibler-Hautfalte
3.5 Diagnostischer Bindegewebsstrich
3.6 Segmentpunkte nach Sell

4 Translatorische Gelenktests
4.1 Lendenwirbelsäule
4.2 Iliosakralgelenke
4.3 Hüftgelenke: Rotation

5 Muskeltests
5.1 Widerstandstests Hüftgelenkmuskeln (Extensoren und Rotatoren)
5.2 Kniegelenkmuskeln
5.3 Rückenstrecker

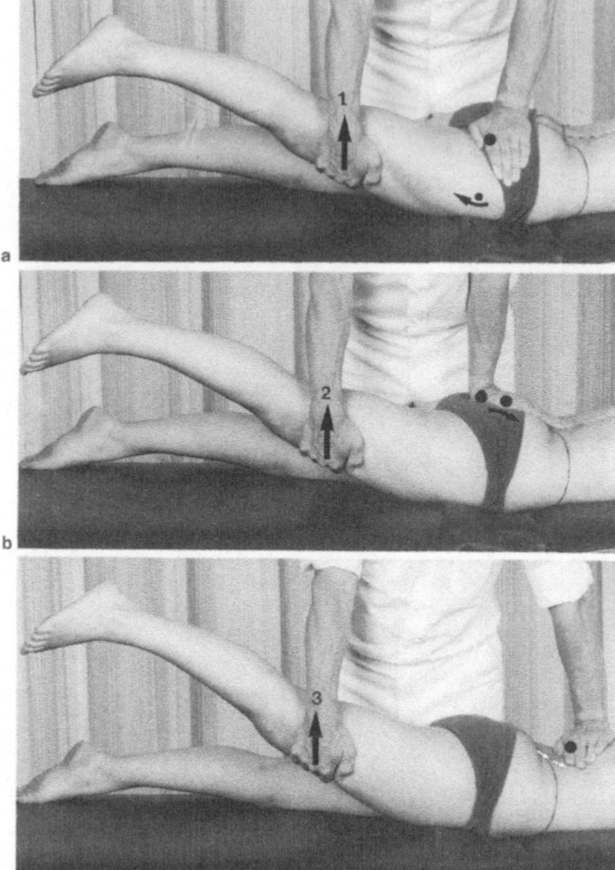

Abb. 33a–c. Dreiphasentest. **a** Hüftgelenk, **b** Iliosakralgelenk, **c** LWS-Segmente

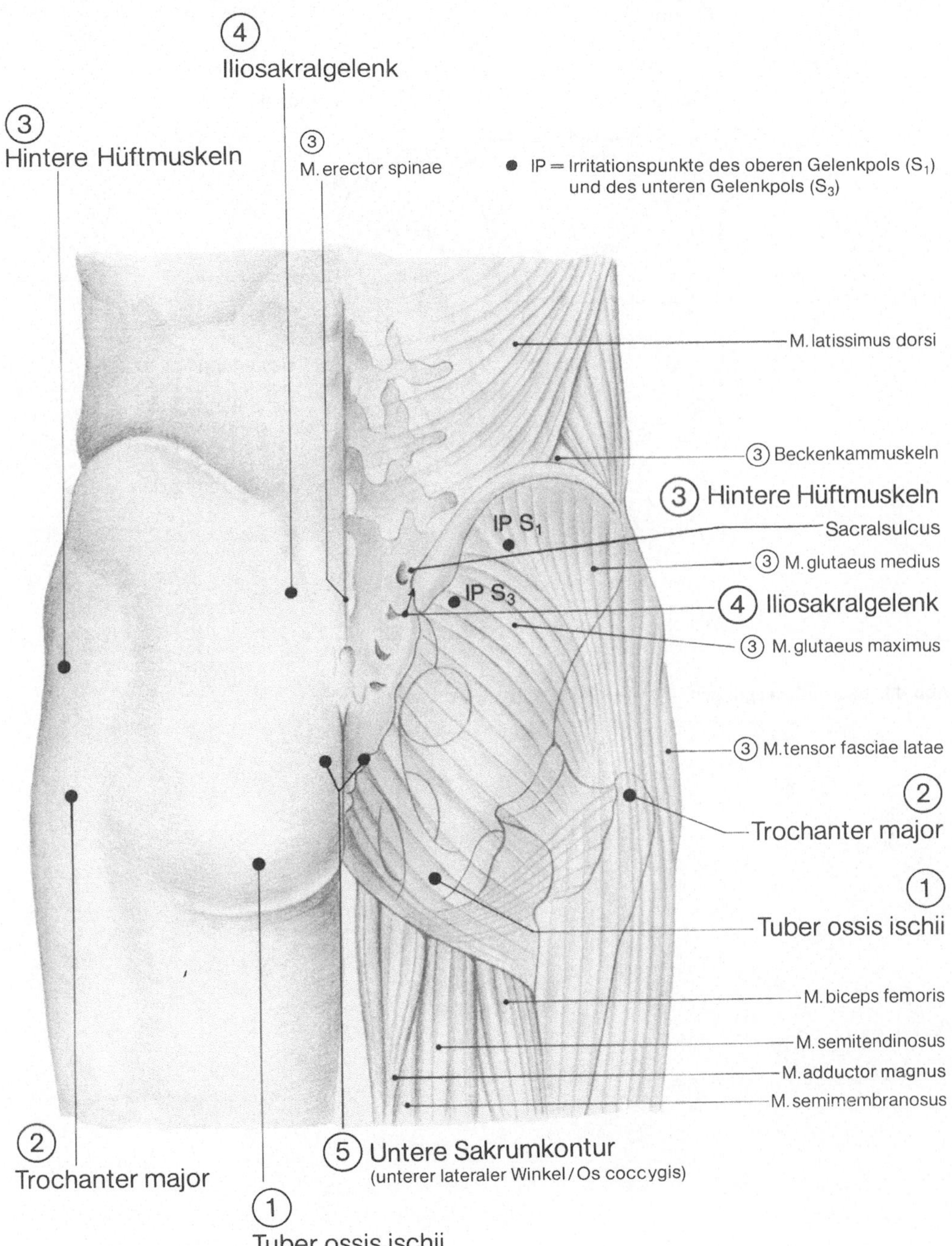

Abb. 34. Palpationskreis Becken dorsal (Übersicht)

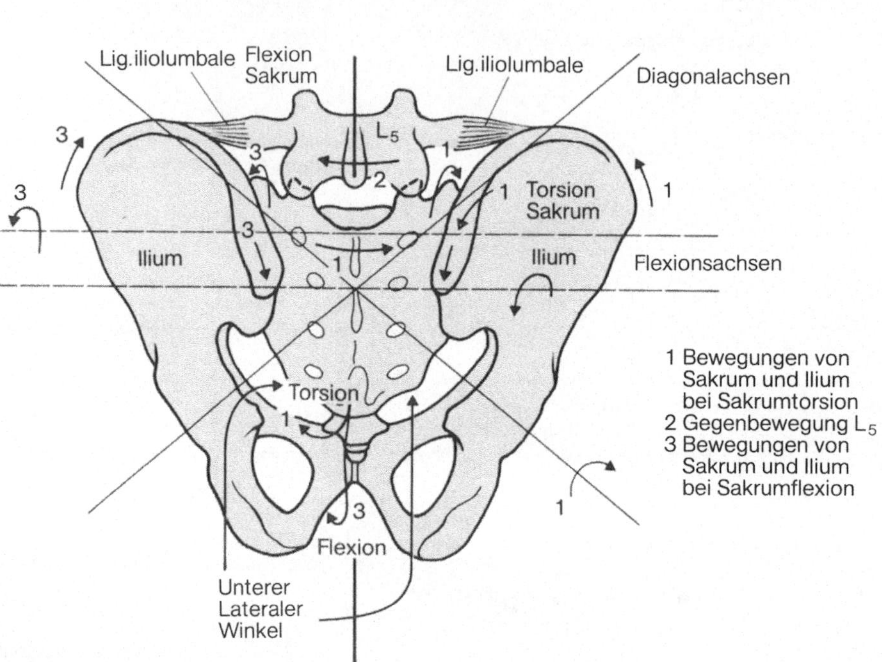

Abb. 40. Sakrumbewegungen

Segmentweise Palpation der LWS

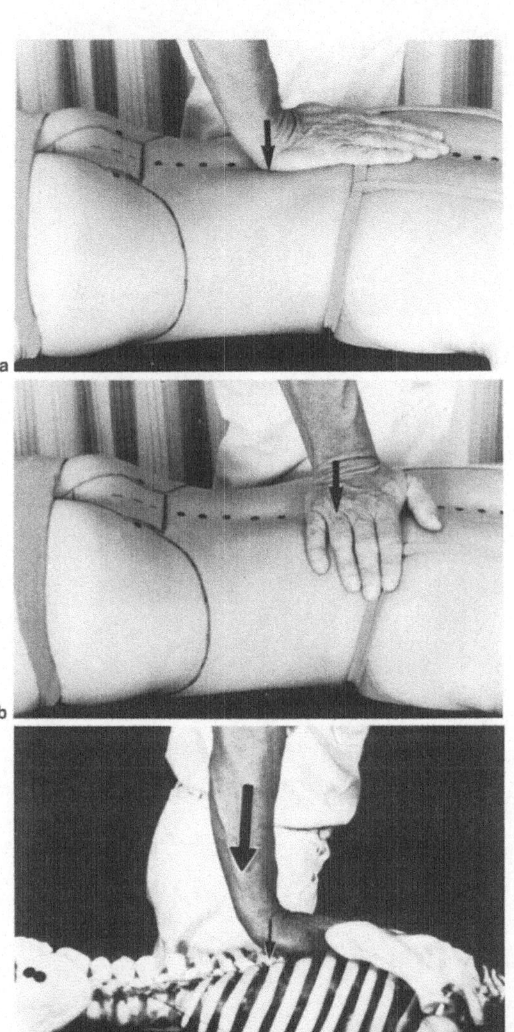

Abb. 41 a–c. 2-Stufen-Federungstest

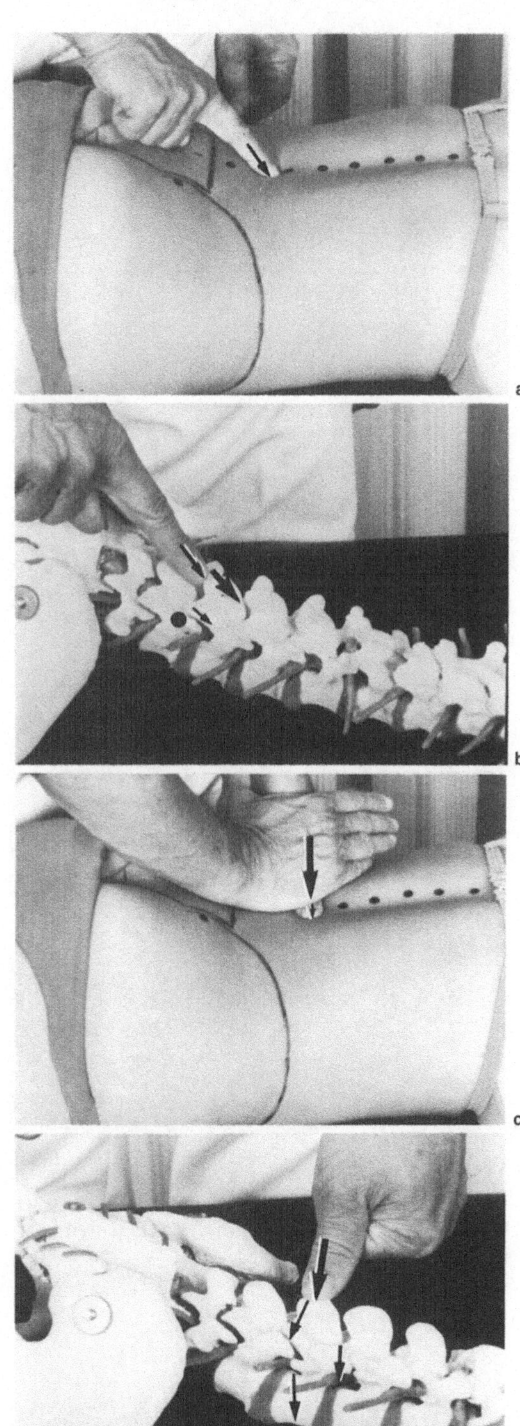

Abb. 42. a, b Schmerzrosette. **c, d** Stoßpalpation

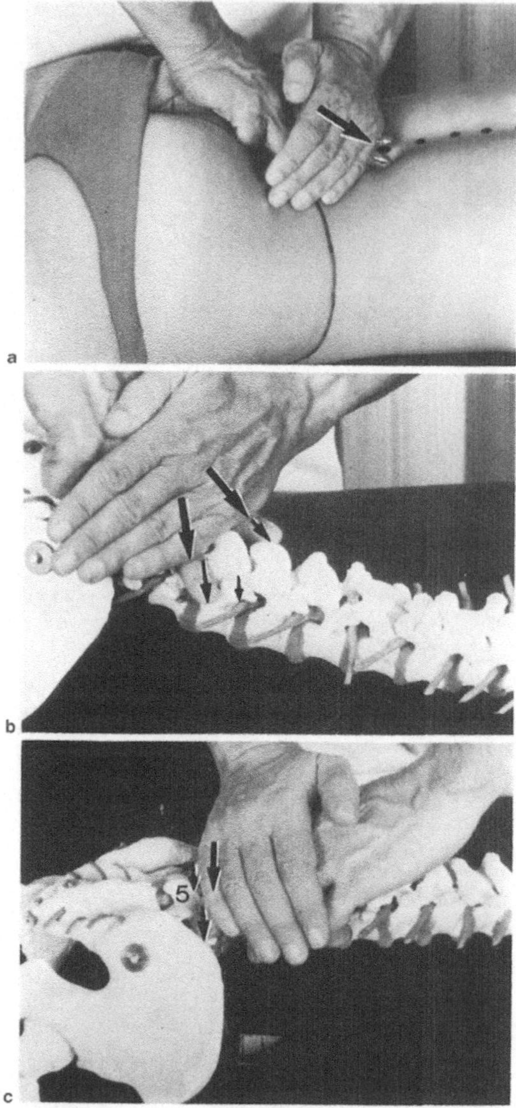

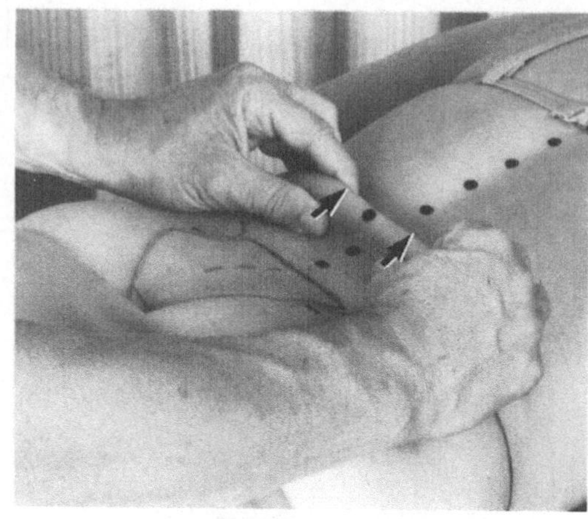

Abb. 44. Kibler-Hautfalte

Abb. 43 a–c. Springing-Test. **a** Ausgangsstellung:
Die gespreizten Finger liegen am Gelenkfortsatz,
b Ausführung: Handstellung in den Segmenten ober-
halb L5, **c** im Segment L5/S1

Translatorische Gelenktests LBH-Region
Lendenwirbelsäule

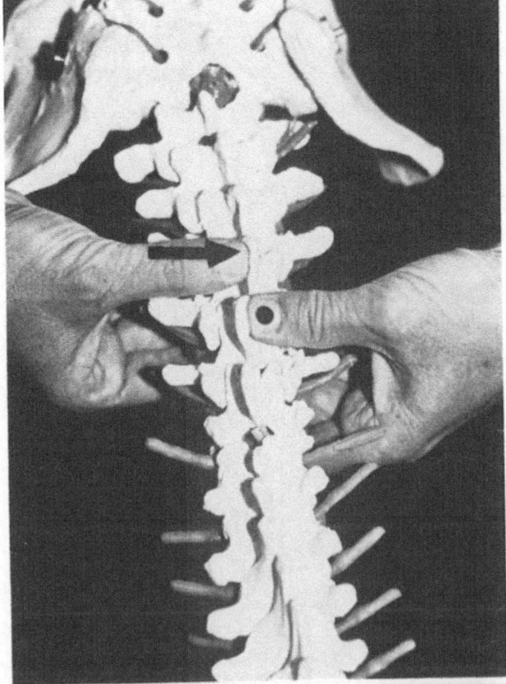

Abb. 47 a–e. Translatorische Gelenktests der LWS-Segmente (Rotation). **a** Fingerstellung, **b–e** Ausführung

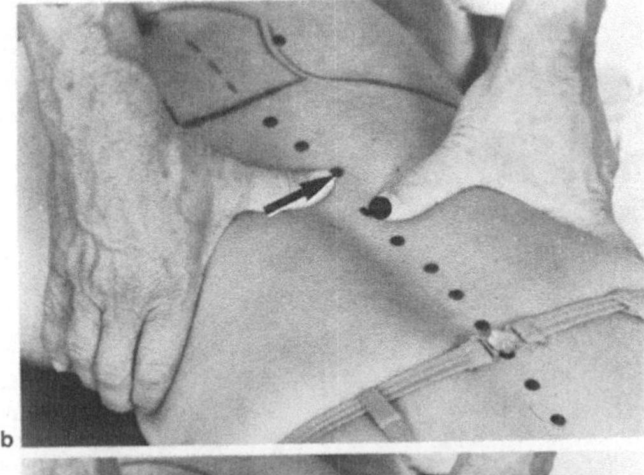

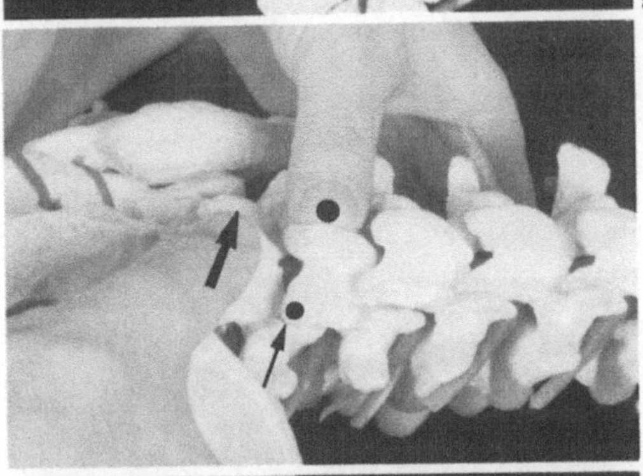

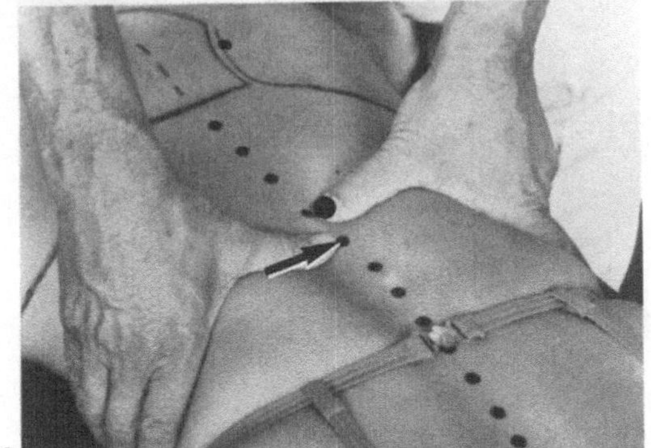

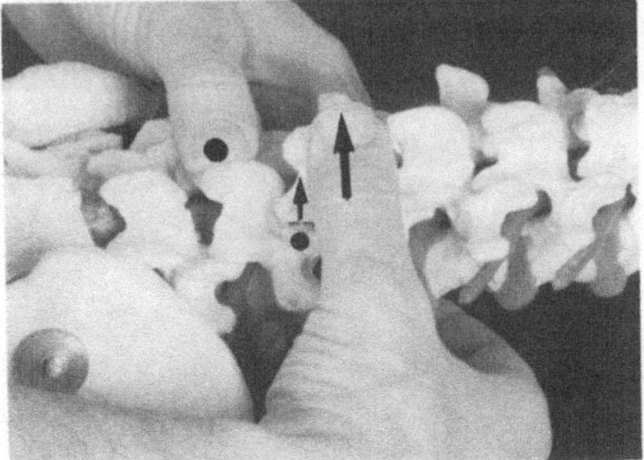

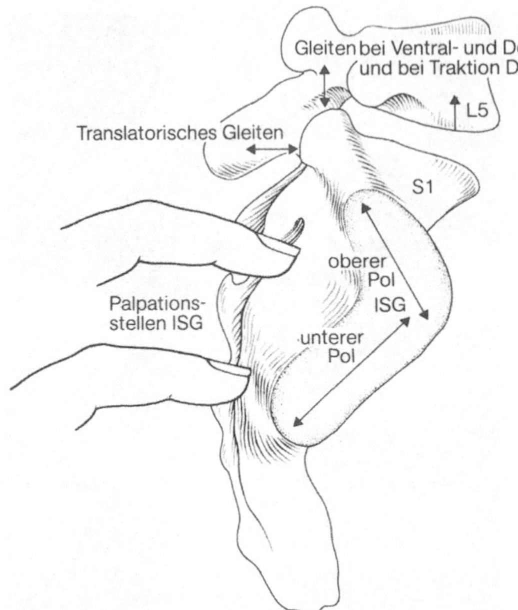

**Translatorische
Gelenktests LBH-Region
Iliosakralgelenke**

Abb. 48. Passive und translatorische Gelenkbeweglichkeit im lumbosakralen Übergang

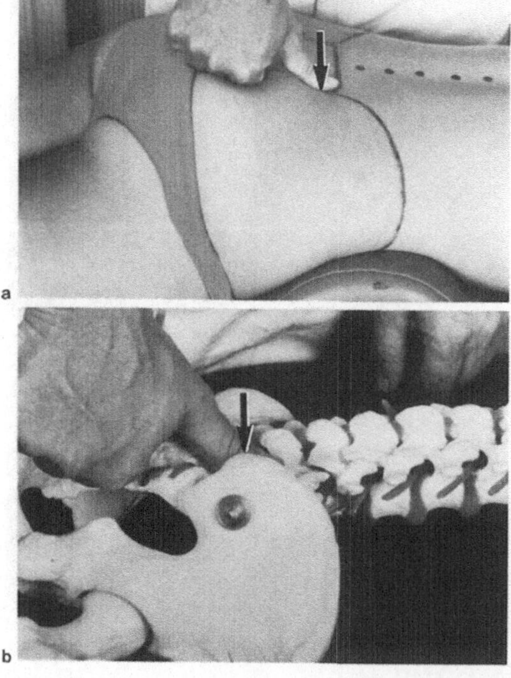

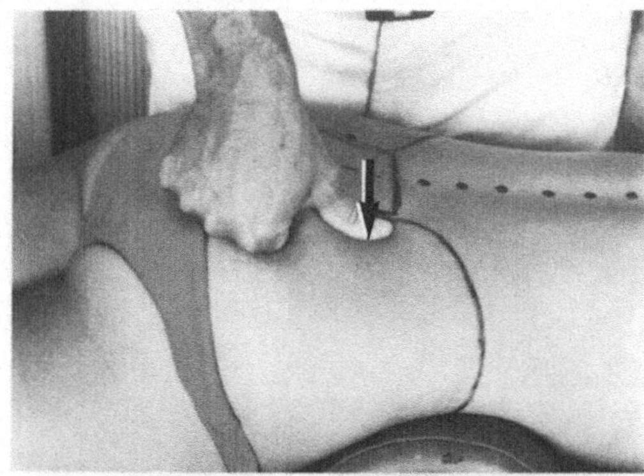

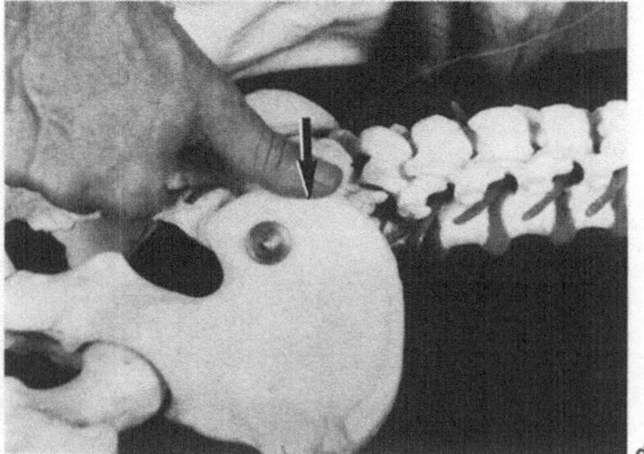

Abb. 49 a–d. 4-Punkte-Federtest. **a, b** Sakrum; **c, d** Ilium

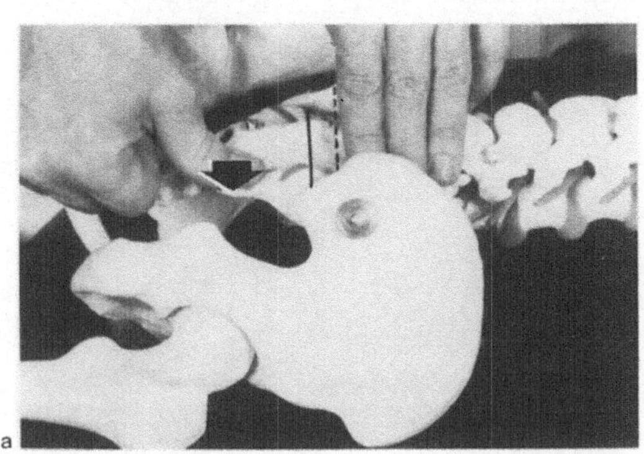

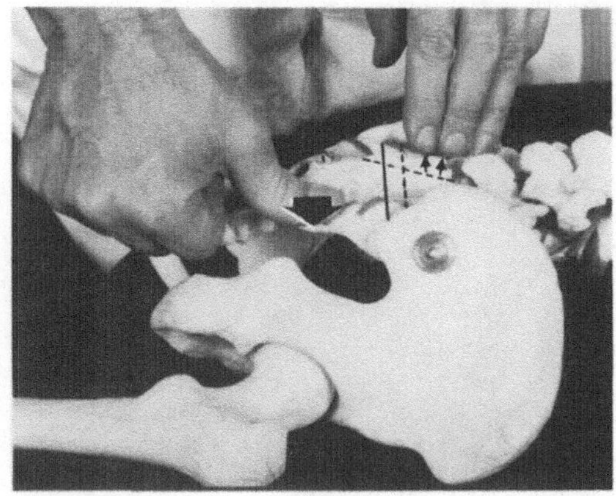

Abb. 50 a, b. Gegennutation (Nutation nach dorsal). **a** Gleiche Seite (Flexionsachse), **b** Gegenseite (Torsionsachse)

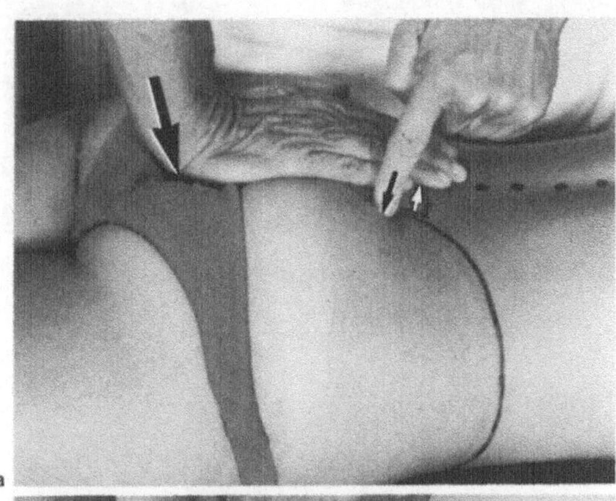

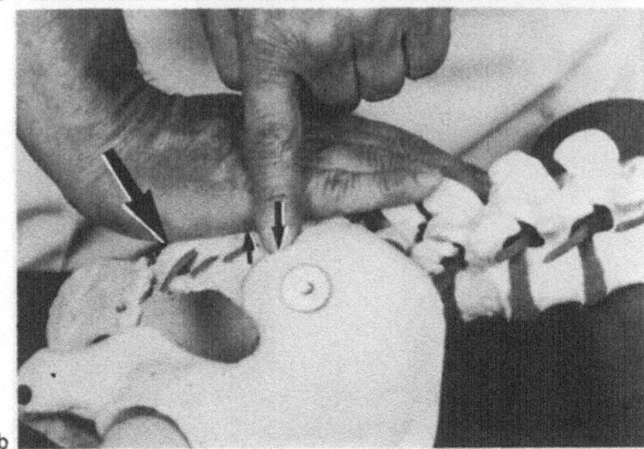

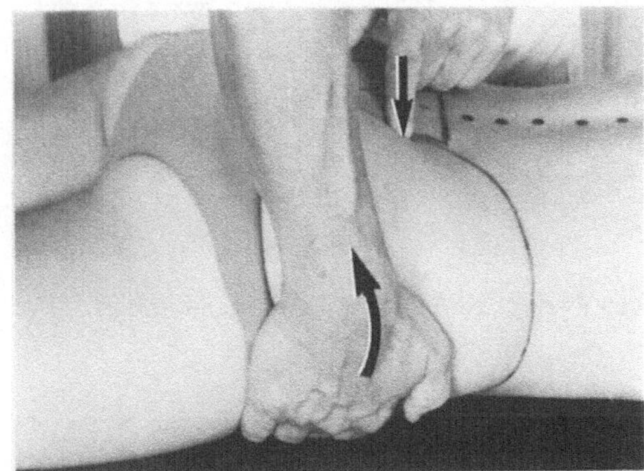

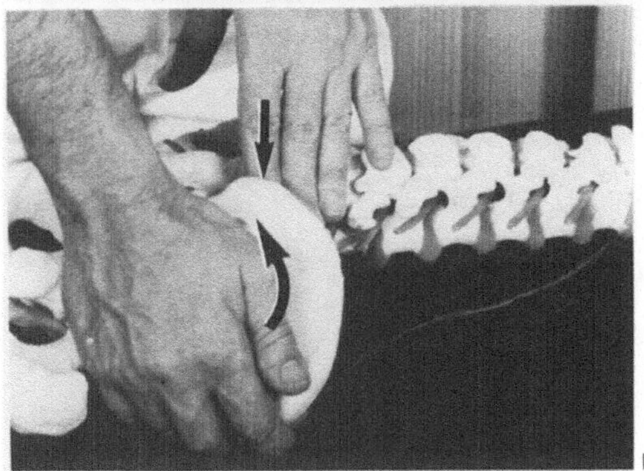

Abb. 51 a, b. Federungstest über das Sakrum (Gegennutation). **a** Teststellung, **b** Palpation unterer Gelenkpol

Abb. 52 a, b. Federungstest über das Ilium (Hebetest). **a** Teststellung, **b** Palpation oberer Gelenkpol

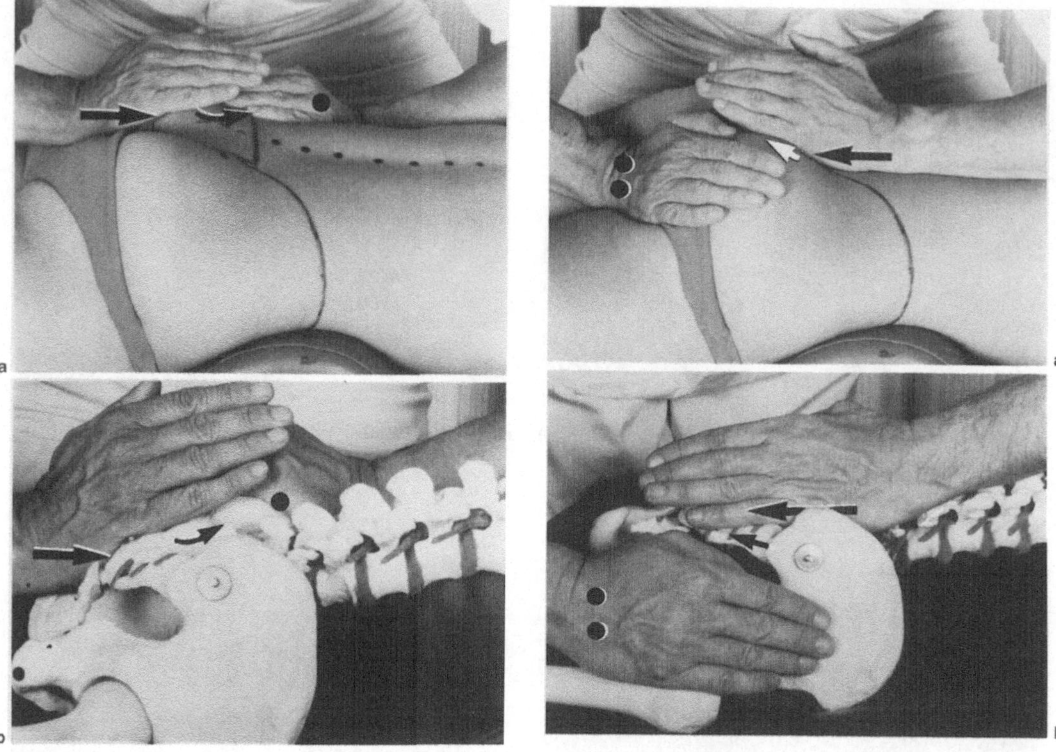

Abb. 54 a, b. Testbewegung in Gegennutation

Abb. 55 a, b. Testbewegung in Nutation

**Widerstandstest
Hüftgelenkmuskeln**

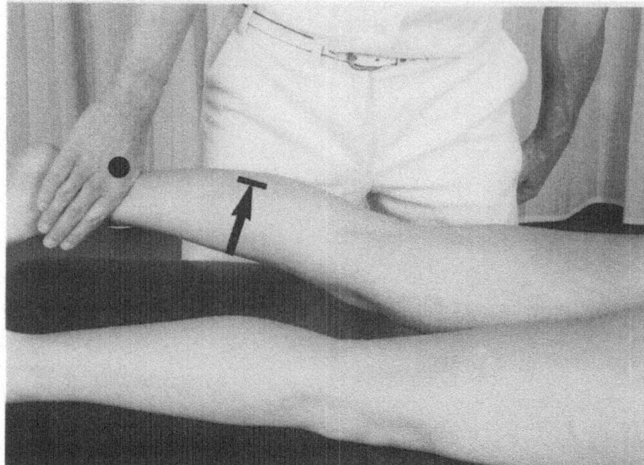

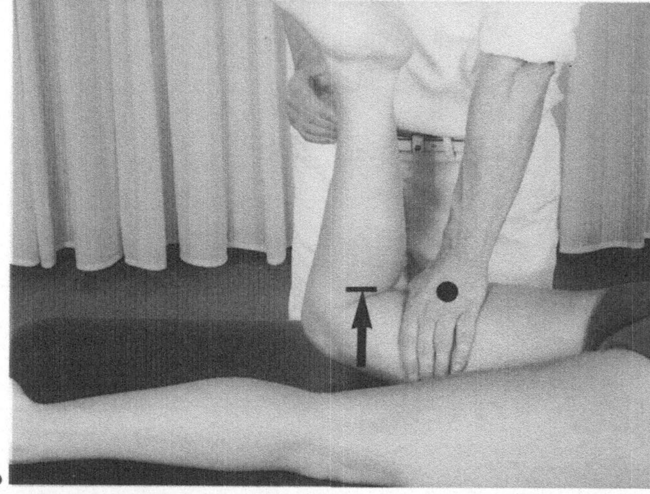

Abb. 57 a, b. Widerstandstest der Extensoren. **a** Hüftextensorengruppe, **b** Glutaeus maximus

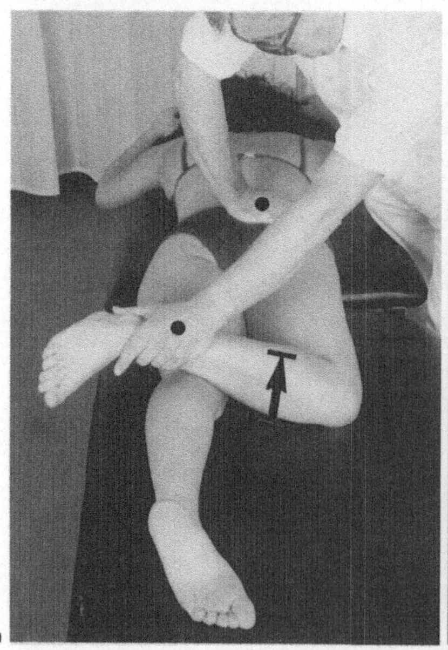

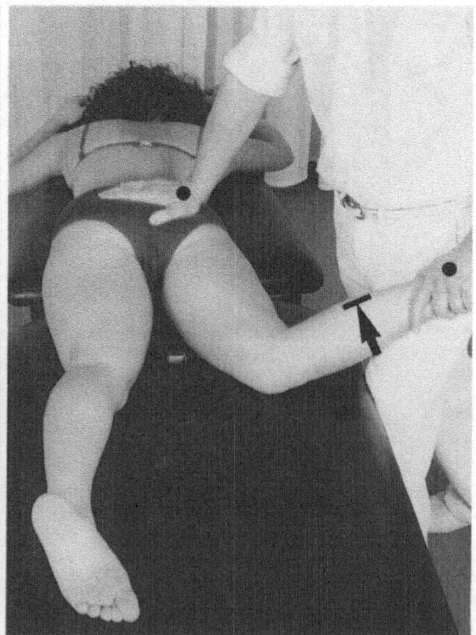

Abb. 58 a, b. Widerstandstest der Hüftgelenkrotatoren. **a** Innenrotatoren, **b** Außenrotatoren

Untersuchung der LBH-Region in Seitenlage (D/II)

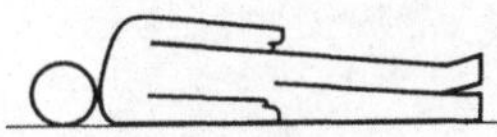

<table>
<tr><td>3</td><td>Palpation der LWS
(Segmentdiagnostik)</td></tr>
<tr><td>3.1</td><td>Ventral- und Dorsalflexion</td></tr>
<tr><td>3.2</td><td>Lateralflexion</td></tr>
<tr><td>3.3</td><td>Rotation</td></tr>
</table>

<table>
<tr><td>4</td><td>Translatorischer Gelenktest
(ISG- und Bändertest)</td></tr>
</table>

<table>
<tr><td>5</td><td>Muskeltests
Widerstandstests Hüftmuskeln</td></tr>
<tr><td>5.1</td><td>Abduktoren</td></tr>
<tr><td>5.2</td><td>Adduktoren</td></tr>
</table>

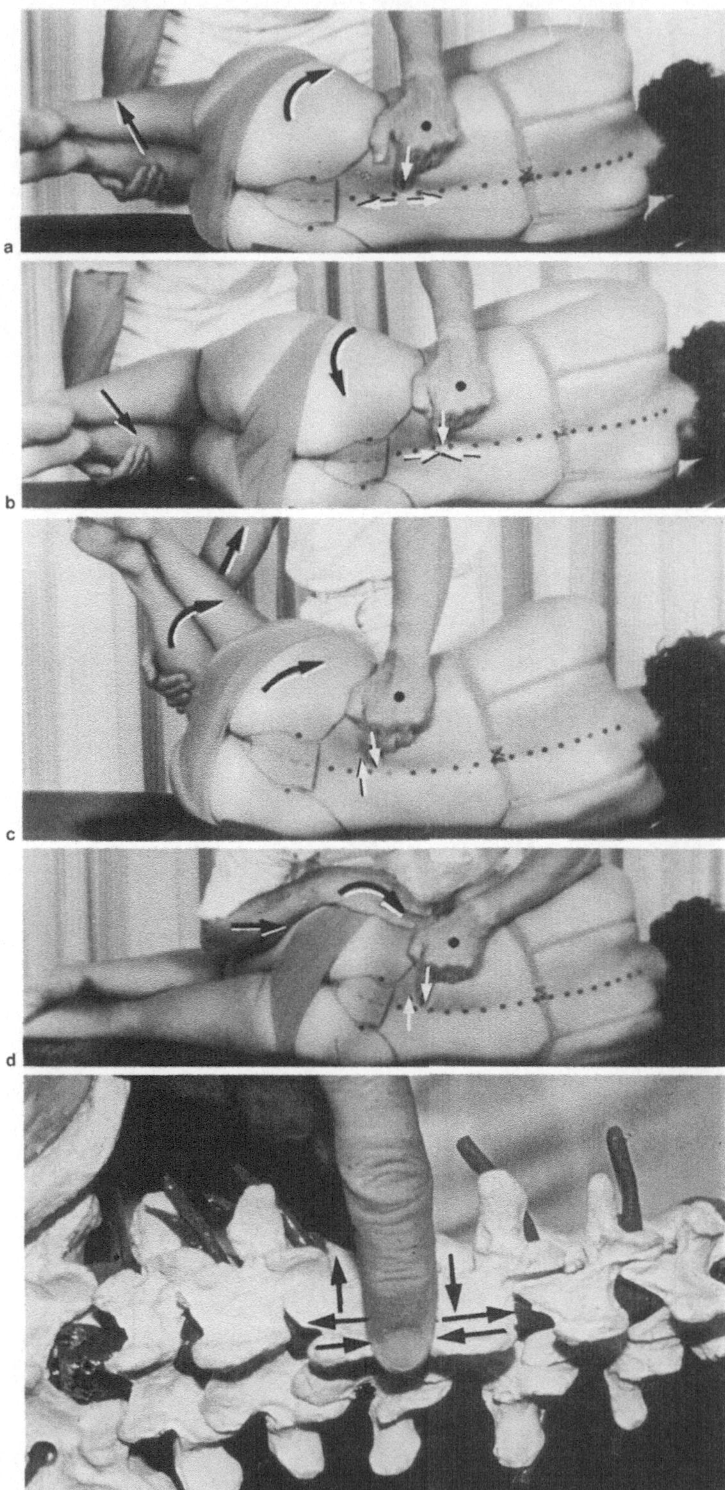

Abb. 63 a–e. Segmentdiagnostik. **a** Ventralflexion, **b** Dorsalflexion, **c, d** Lateralflexion, **e** Palpationsstelle im Segment

**Segmentweise
Bewegungsprüfung
der LWS**

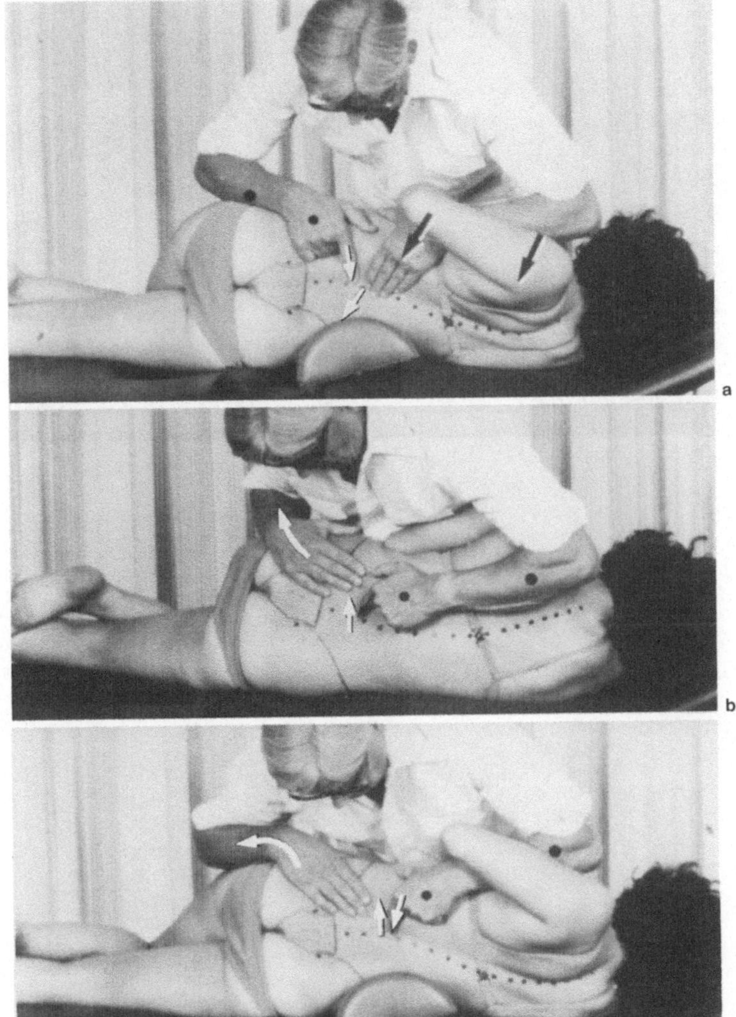

Abb. 64 a–c. Segmentdiagnostik: Rotation. **a, b** Linksrotation, **c** Traktionsrotation

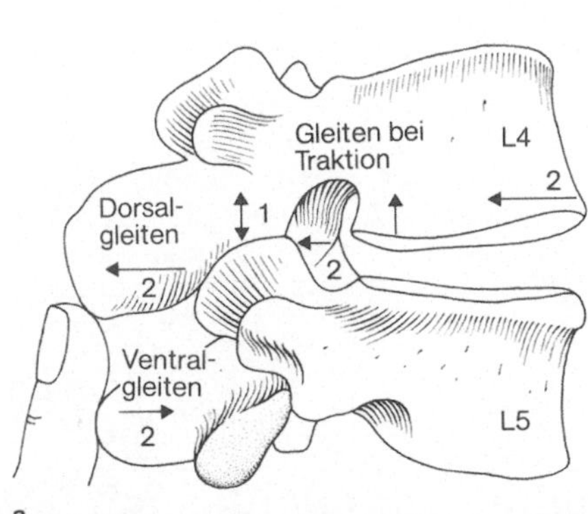

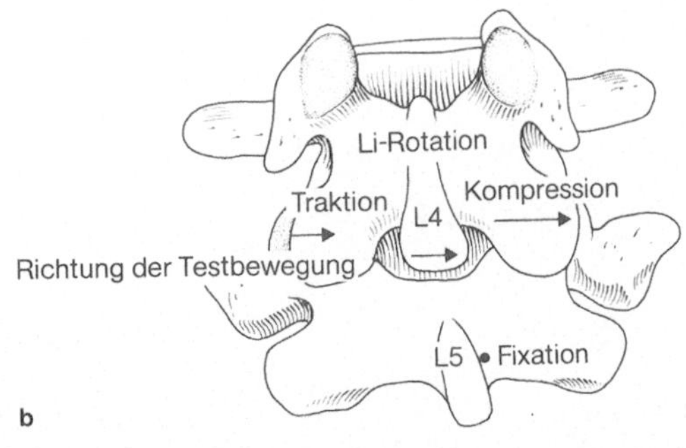

Abb. 62. a 1 Gleiten bei Distraktion, Ventral- und
Dorsalflexion; 2 translatorisches Gleiten, **b** Translatorische Gelenkbeweglichkeit bei Rotation

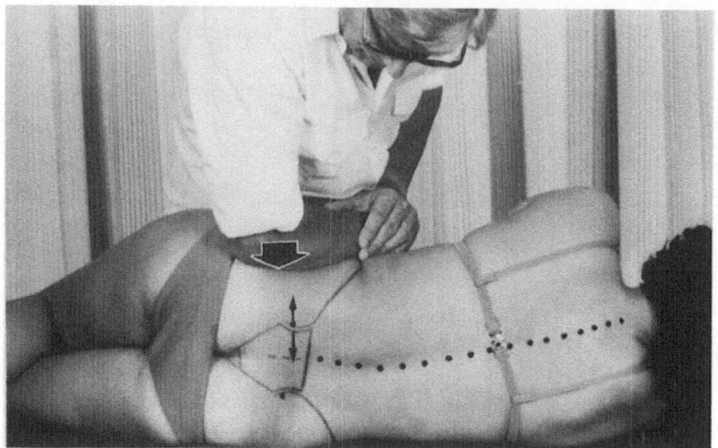

Abb. 65. Hypermobilitätstest
ISG (Mennel-Test)

Untersuchung der LBH-Region
in Rückenlage (E/II)

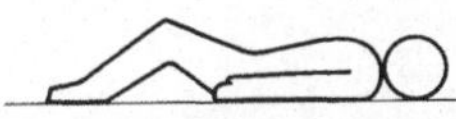

---

1 Inspektion
1.1 Beine
1.2 Beckenstellung
1.3 Wirbelsäule
1.4 Bauchdecken

**2 Aktive und passive
Bewegungsprüfung:
Hüft- und Kniegelenke,
ISG und LWS**
2.1 Hüftflexion
2.2 Hüftrotation
2.3 Hüftabduktion
2.4 Orientierende Kniegelenktests
2.5 Differentialtests für ISG, LWS und
Muskulatur

---

3 Palpation Beckenvorderseite
(Palpationskreis Becken ventral)

---

4 Translatorische Gelenktests
4.1 Traktion und Kompression der LWS
4.2 Traktion und Kompression des
Hüftgelenks
4.3 ISG-Federungstests über den
Oberschenkel

---

5 Muskeltests
5.1 Widerstandstests der Hüft- und
Bauchmuskeln
5.2 Verkürzungstests

**Aktive und passive Bewegungen in Hüft-,
Knie- und Iliosakralgelenk
Bändertests**

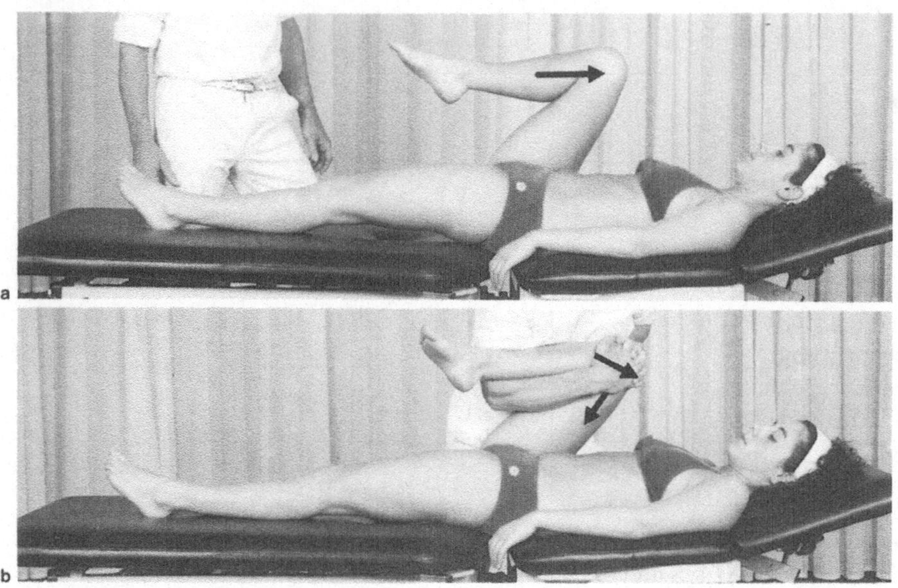

Abb. 67a, b. Hüft- und Kniegelenkflexion, ISG-Beweglichkeit (Joint play), Bändertests.
a Aktiv, **b** passiv (Lig. sacrotuberale)

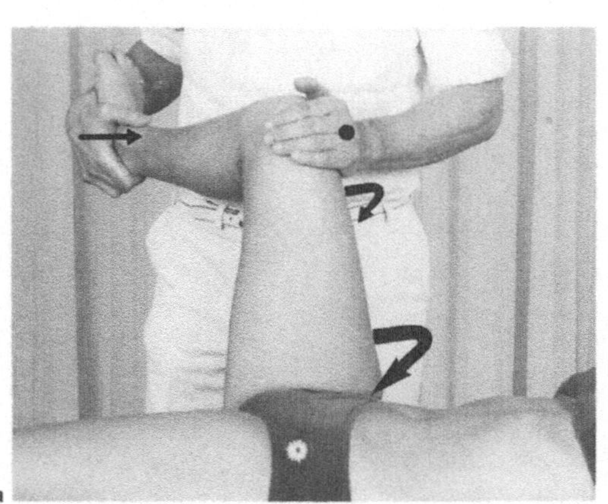
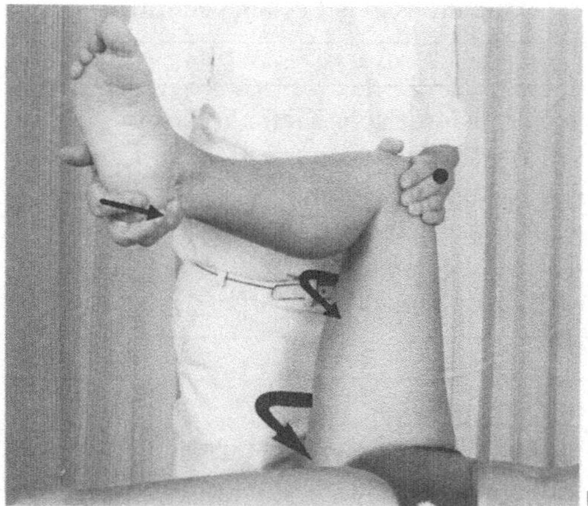

Abb. 69a, b. Hüftrotation **a** Innenrotation, **b** Außenrotation

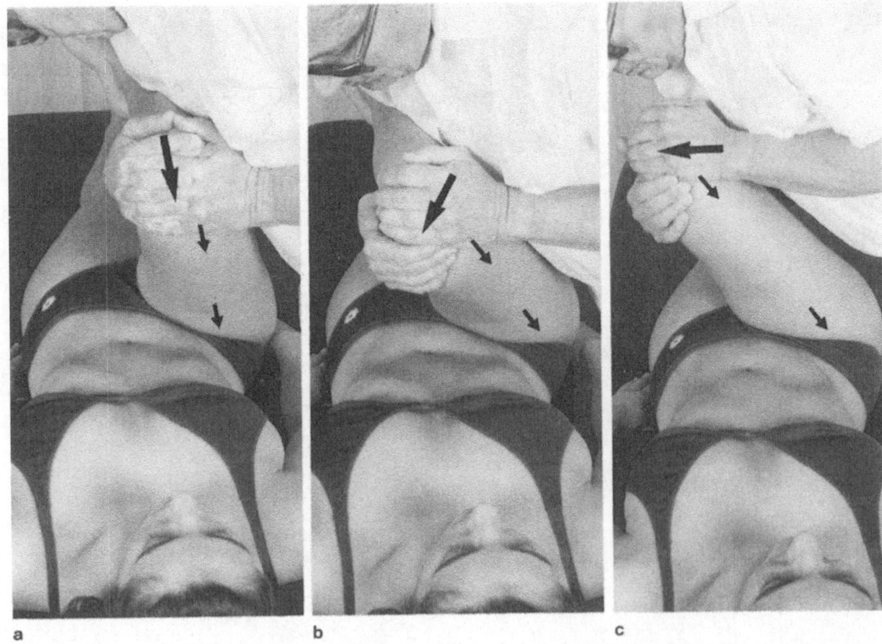

Abb. 68 a-c. Bänder- und ISG-Gelenktest. **a** Lig. sacrotuberale, **b** Lig. sacrospinale, **c** Ligg. iliosacralia

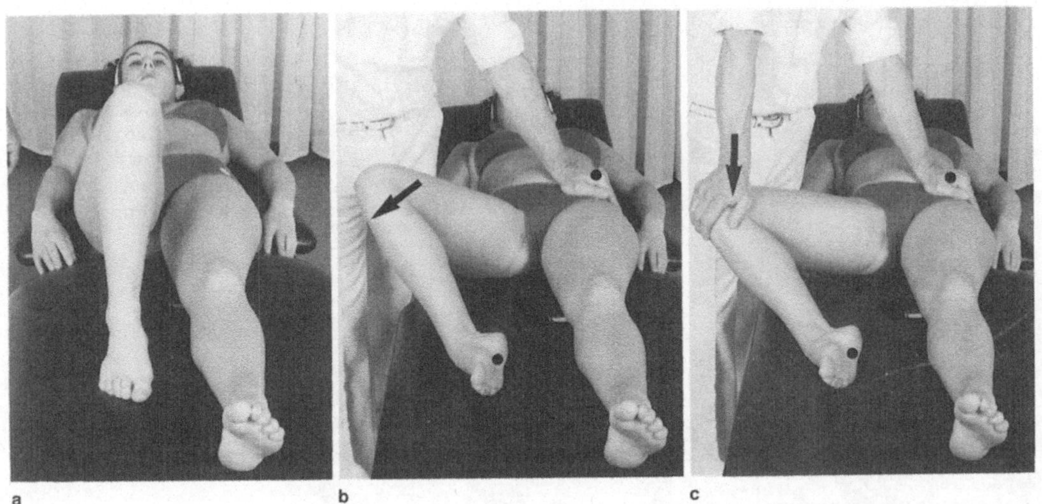

Abb. 70 a-c. Hüftabduktion (Patrick-Kubis-Test). **a** Ausgangsstellung, **b** Endstellung, **c** Abduktion passiv

Vorlaufphänomen im Liegen

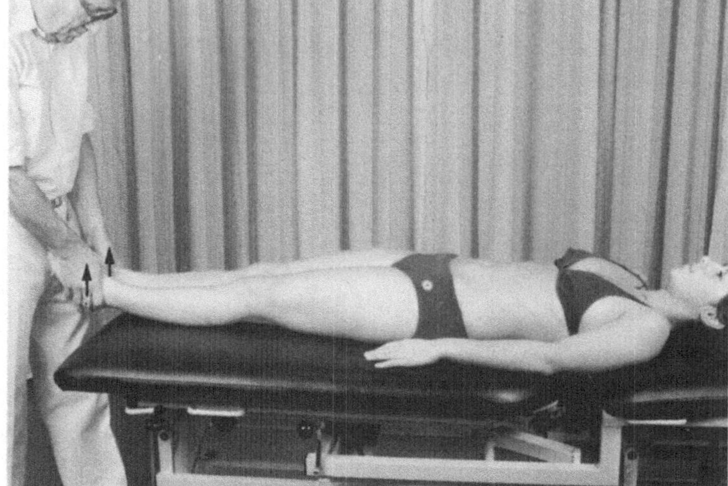

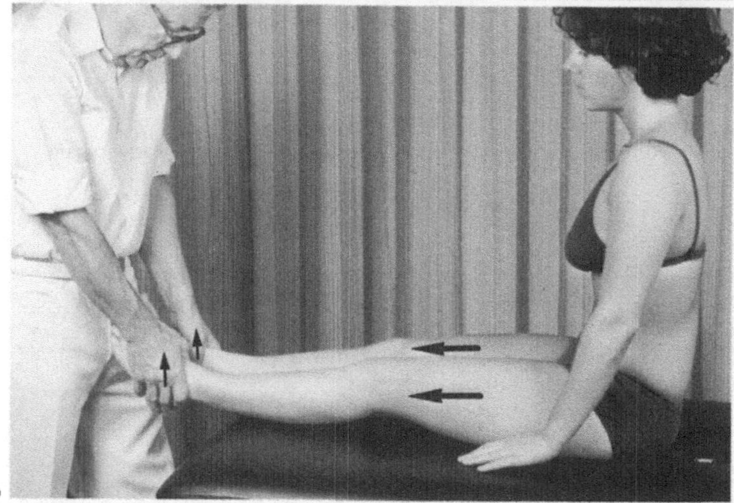

Abb. 71 a, b. Testung der variablen Beinlängendifferenz nach Derbolowsky (Vorlauf im Liegen). **a** Ausgangsstellung, **b** Endstellung

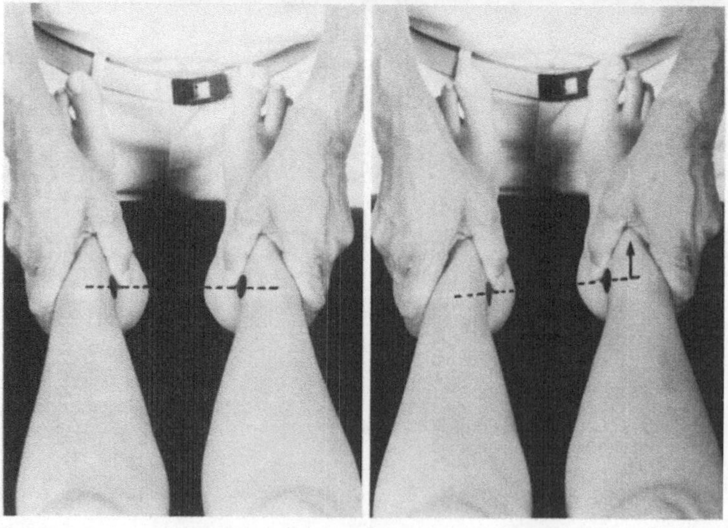

Abb. 72 a, b. Knöchelstellung beim Vorlaufphänomen im Liegen. **a** Ausgangsstellung, **b** Pathol. Endstellung

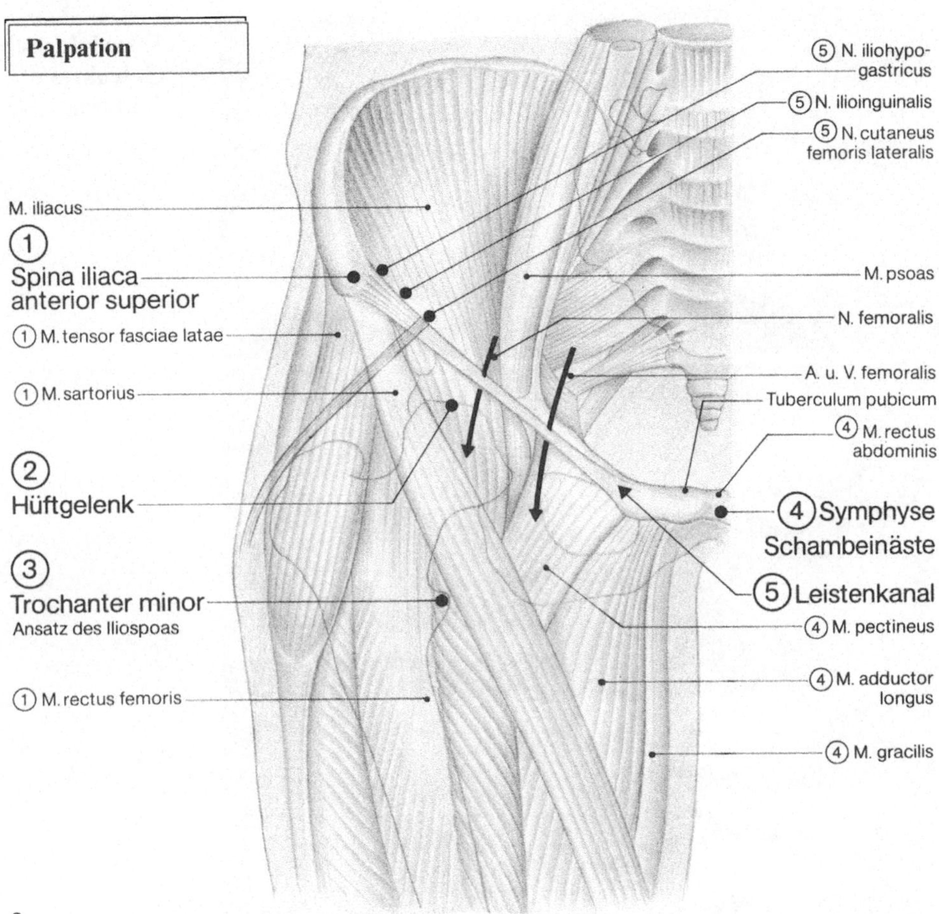

Abb. 74a. Palpationskreis Becken ventral (Übersicht)

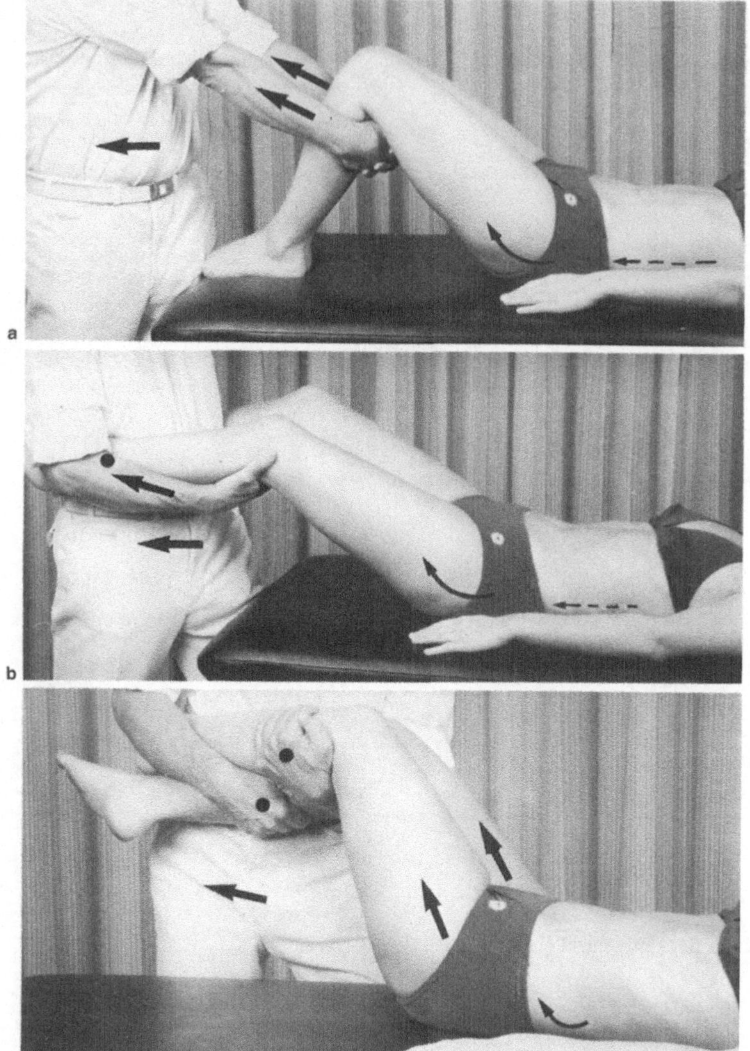

**Translatorische
Gelenktests:
Traktion LWS**

Abb. 79 a–c. Traktion der
LWS

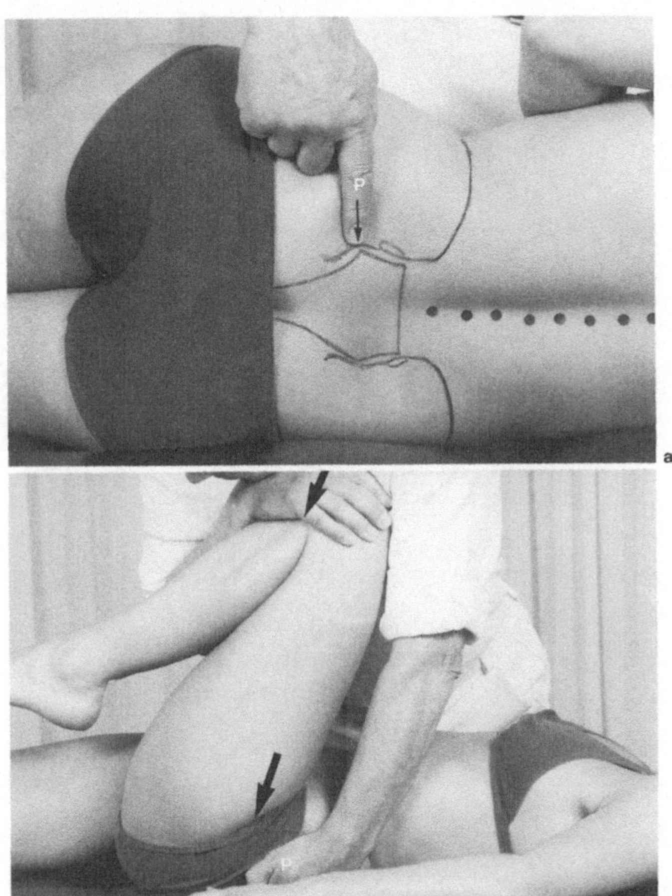

Abb. 81a, b. ISG-Federungstest über den Oberschenkel. **a** Ausgangsstellung, **b** Ausführung

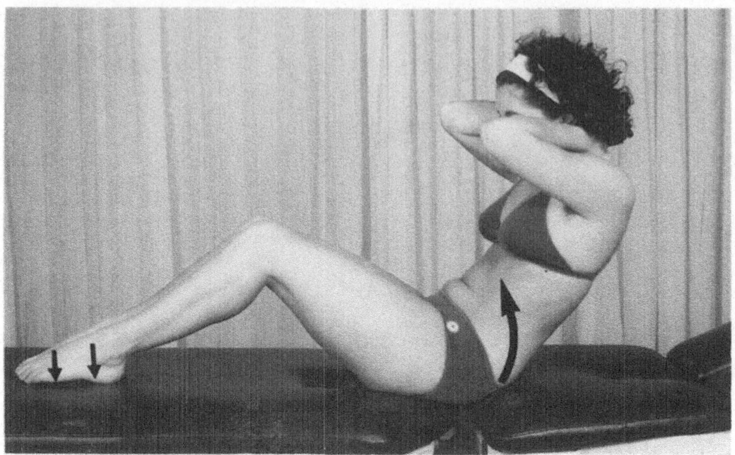

Abb. 85. Widerstandstest der Bauchmuskeln

**Verkürzungstests
Hüftmuskeln**

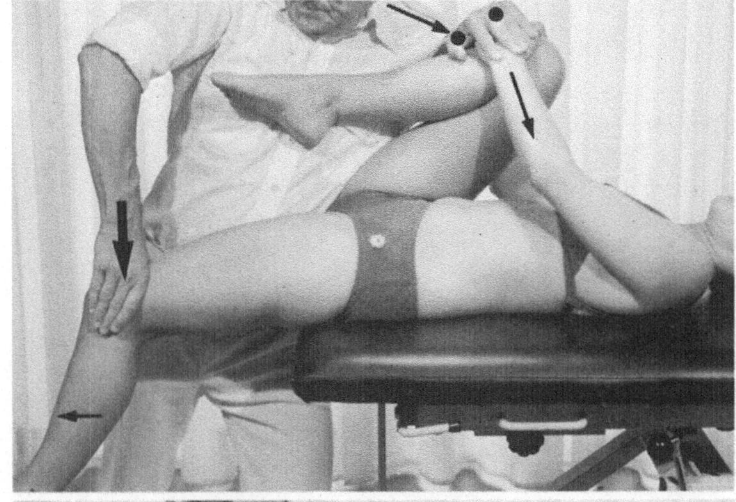

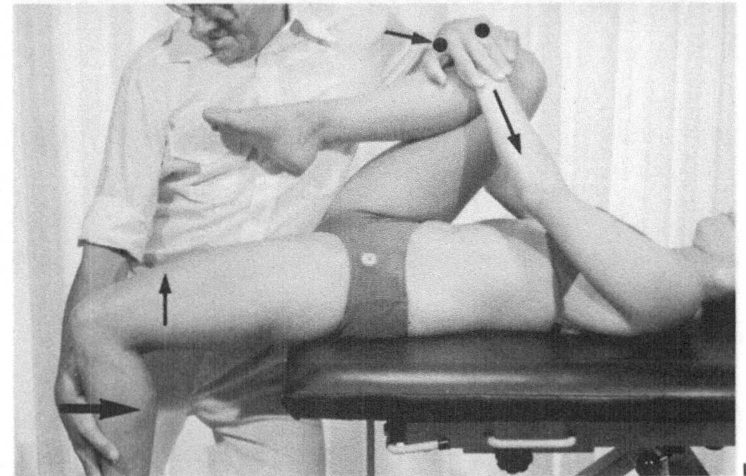

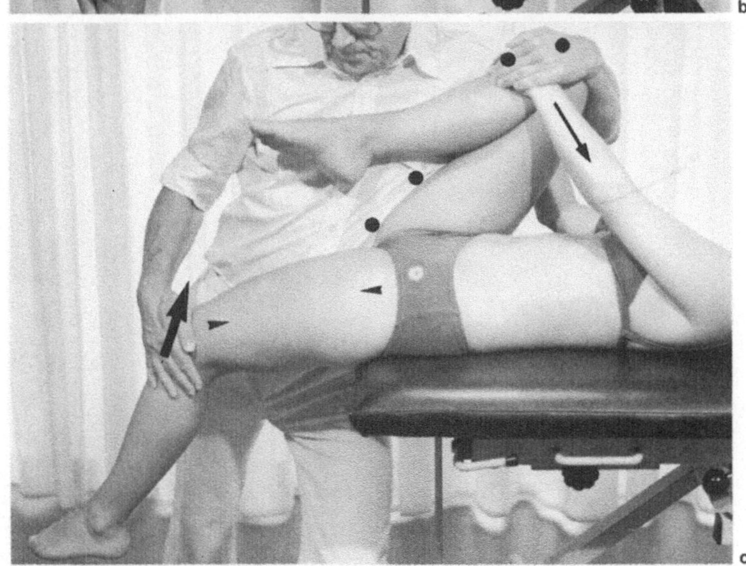

Abb. 88 a–c. Verkürzungstests der Flexoren. **a** Psoas, **b** Rectus femoris, **c** Tensor fasciae latae

Thoraxuntersuchung im Sitzen
(B/III)

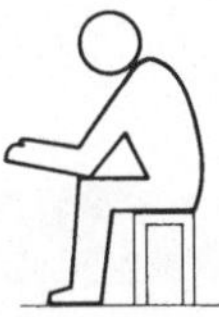

1 Inspektion
1.1 Thoraxform
1.2 Atembewegungen

2 Aktive und passive
Rumpfbewegungen
in 3 Ebenen
(Etagendiagnostik)

3 Palpation Thoraxgelenke
(Segmentdiagnostik)
3.1 Segmentweise Bewegungsprüfung der
BWS und des zervikothorakalen
Übergangs
3.2 Sternale und kostale Synchondrosen,
Costae fluctuantes
3.3 Kostotransversalgelenke
3.4 Segmentweise Bewegungsprüfung der
Rippen
3.5 Segmentale Muskulatur

4 Translatorische Gelenktests
4.1 Beidhändige Kompression des Thorax
in der Frontalebene
4.2 Beidhändige Kompression des Thorax
in der Sagittalebene

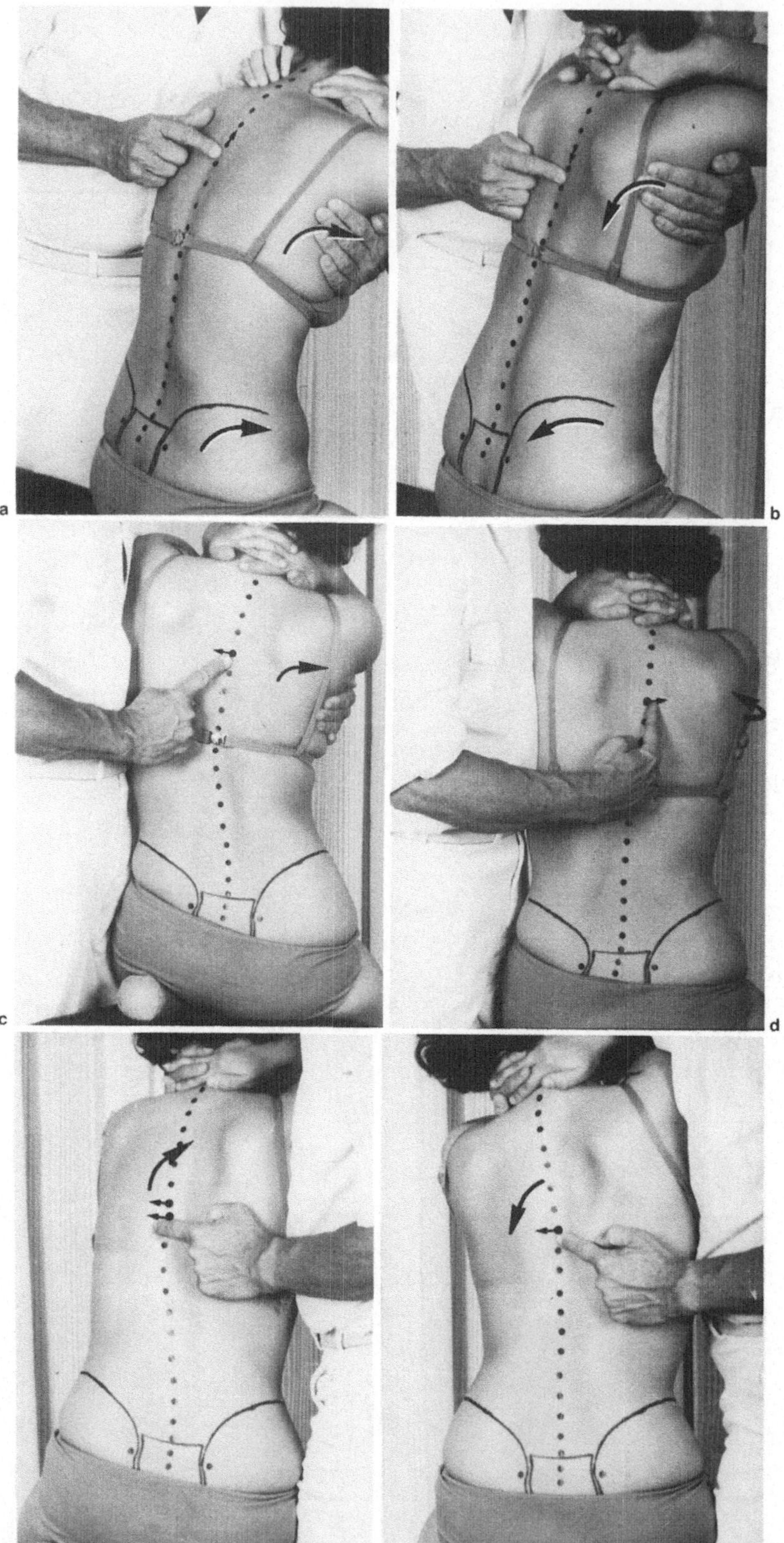

Abb. 90 a–f

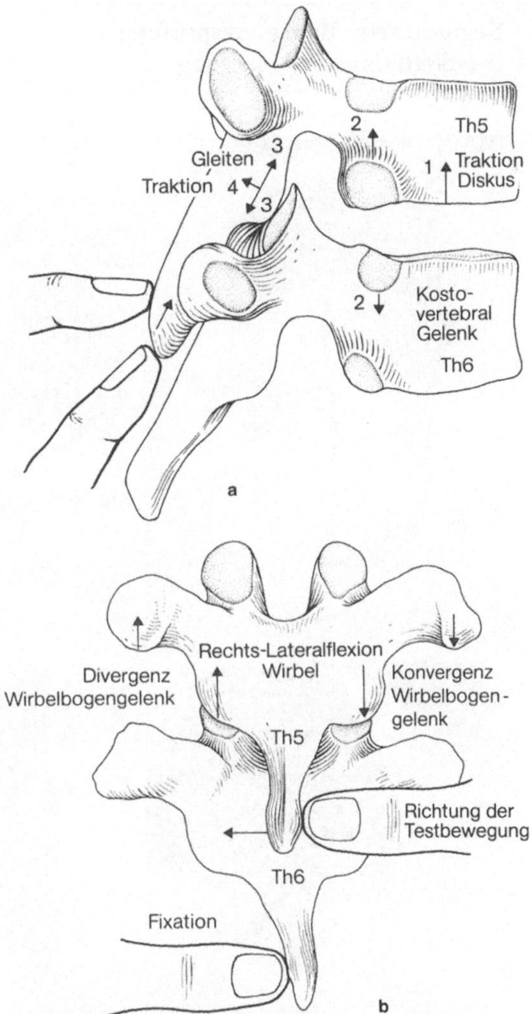

Abb. 91. a 1 Wirbelkörperbewegung, 2 Gleiten Kostovertebralgelenke, 3 Gleiten Wirbelbogengelenk, 4 Traktion Wirbelbogengelenk. **b** Gleitbewegungen bei Lateralflexion und Rotation

Abb. 90 a–f. Segmentweise Bewegungsprüfung. **a** Ventralflexion, **b** Dorsalflexion, **c** Lateralflexion, **d** Rotation, **e** Kombinationsbewegung in Ventralflexion, **f** Kombinationsbewegung in Dorsalflexion

Segmentweise Bewegungsprüfung zervikothorakaler Übergang

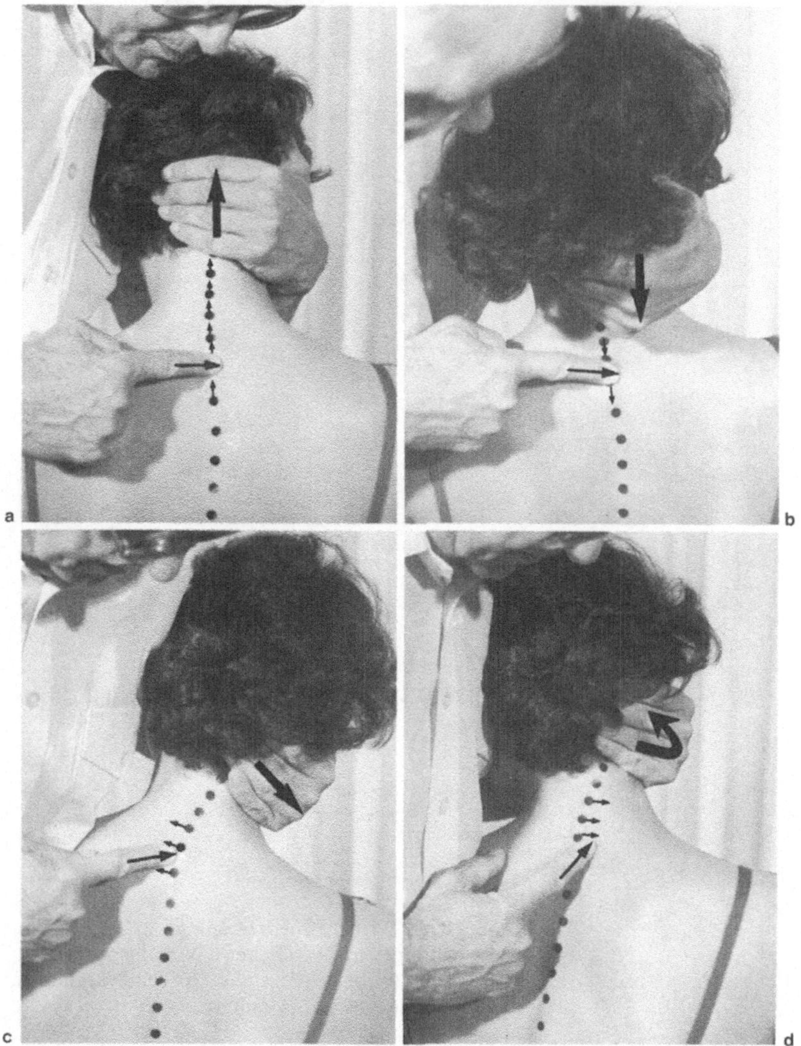

Abb. 92 a-d. Segmentweise Bewegungsprüfung im zervikothorakalen Übergang.
a Ventralflexion, **b** Dorsalflexion, **c** Lateralflexion, **d** Rotation

Palpation sternale und kostale Synchondrosen, Wirbelsegmente und Kostotransversalgelenke

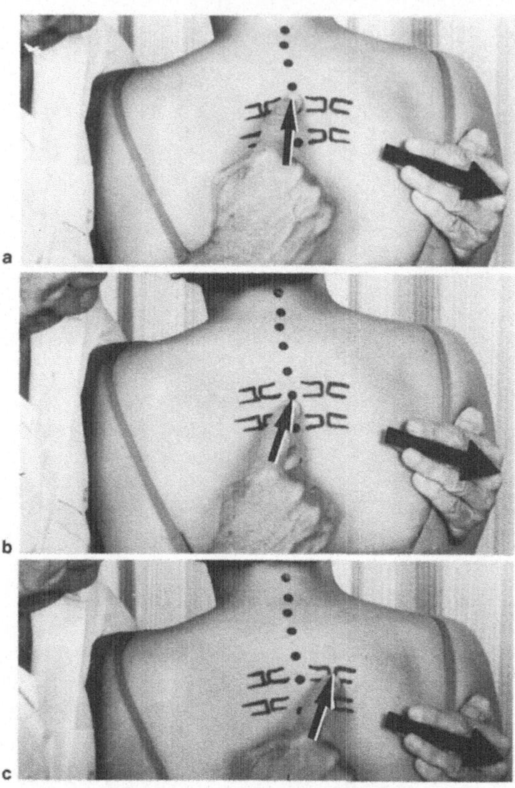

Abb. 95 a–c. Tast- und Druckpalpation der Wirbelbogengelenke und Kostotransversalgelenke.
a, b BWS-Gelenke, **c** Kostotransversalgelenke

Segmentweise Bewegungsprüfung der Rippen

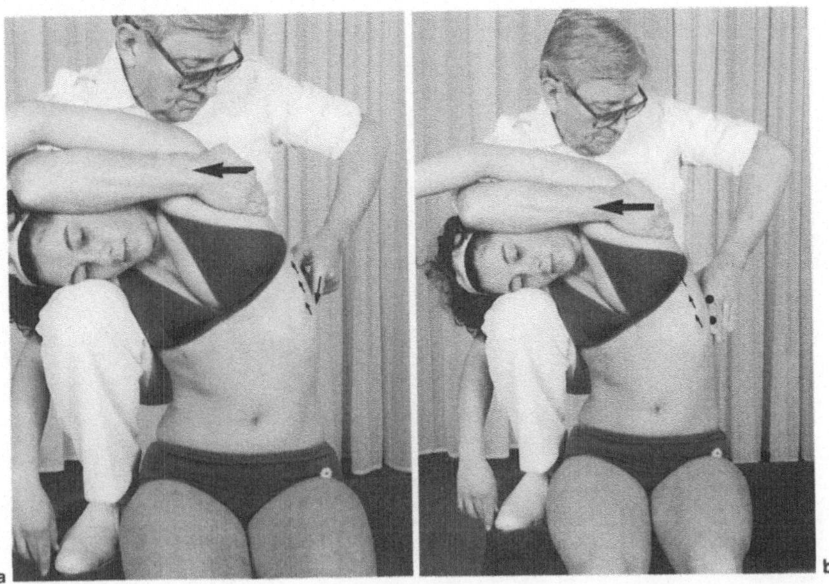

Abb. 96a, b. Die „Harfe". **a** Teststellung für die Palpation, **b** Fixation der Rippe für die Therapie

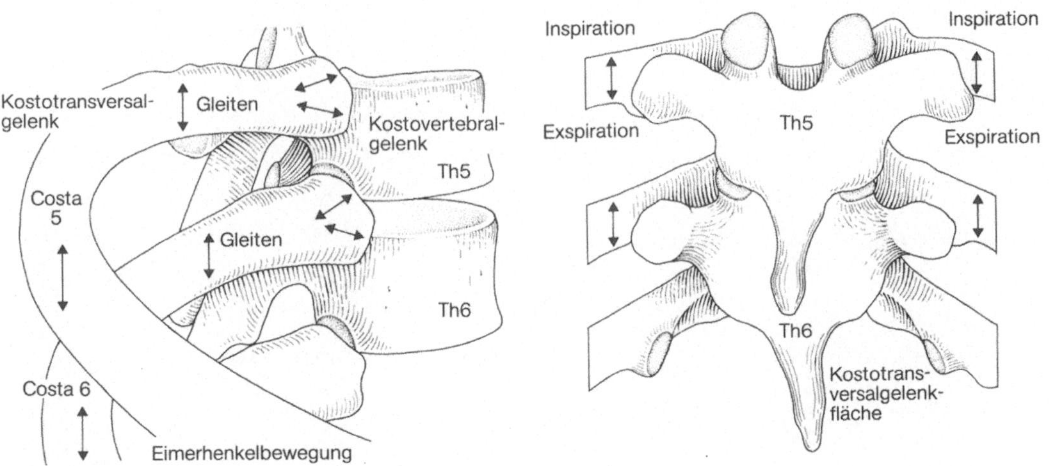

Abb. 97. Beweglichkeit der Rippen in den Rippen-Wirbelgelenken

Abb. 98. Eimerhenkelbewegung der Rippen

Thoraxuntersuchung in Bauchlage (C/III)

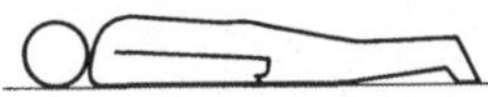

1 Inspektion

---

2 Aktive Bewegungen:
   Atembewegungen (Tiefatmung)
   (Etagendiagnostik)

---

3 Palpation Thoraxgelenke
   (Segmentdiagnostik)
3.1 Palpationskreis Thorax dorsal
3.2 Rippenbewegungen und
   Interkostalräume

---

4 Translatorische Gelenktests
4.1 BWS-Segmente
4.2 Skapulabewegungen

---

5 Muskeltests
   Schulterblattfixatoren

Palpationskreis Thorax dorsal

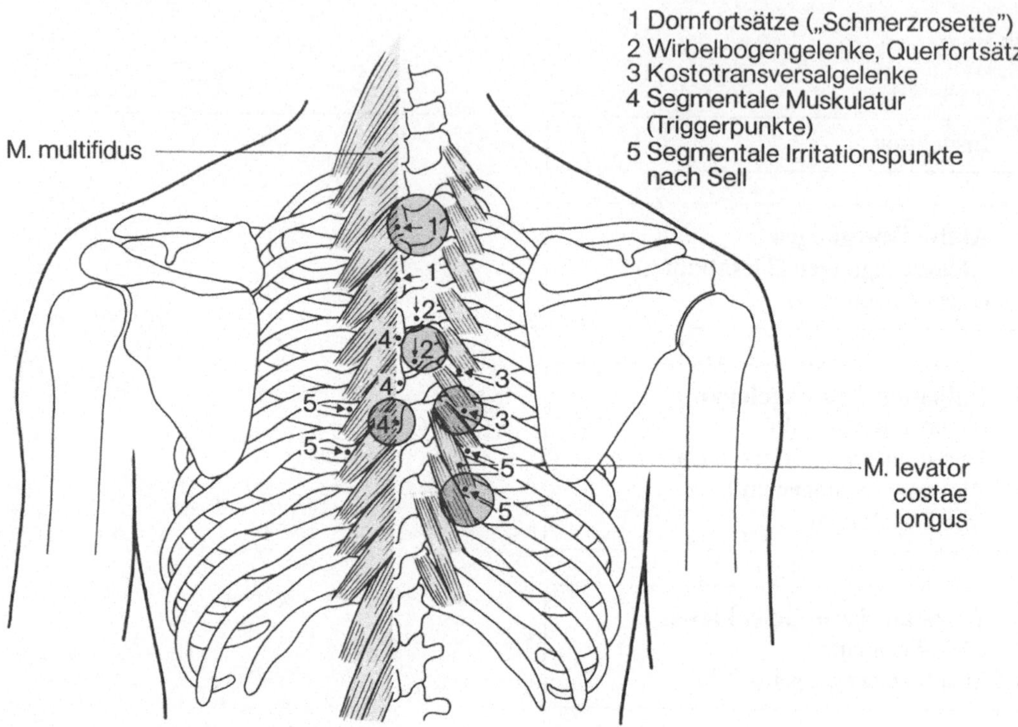

Abb. 100. Palpationskreis Thorax dorsal

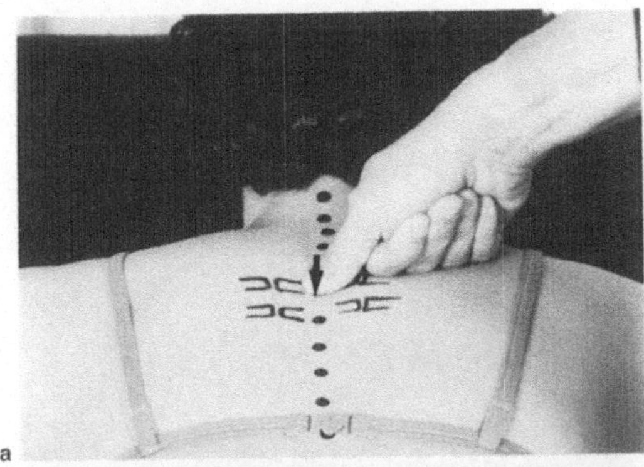

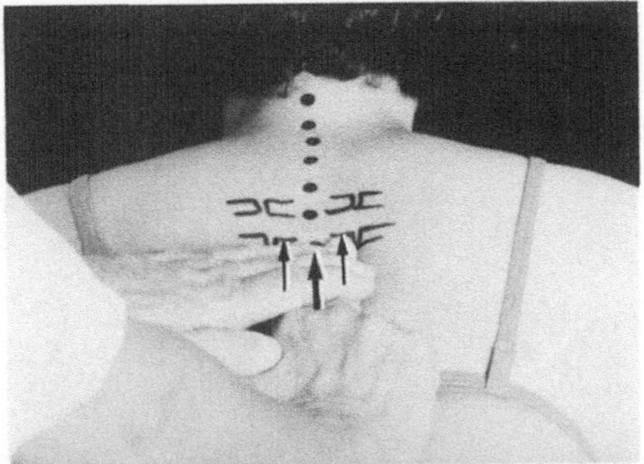

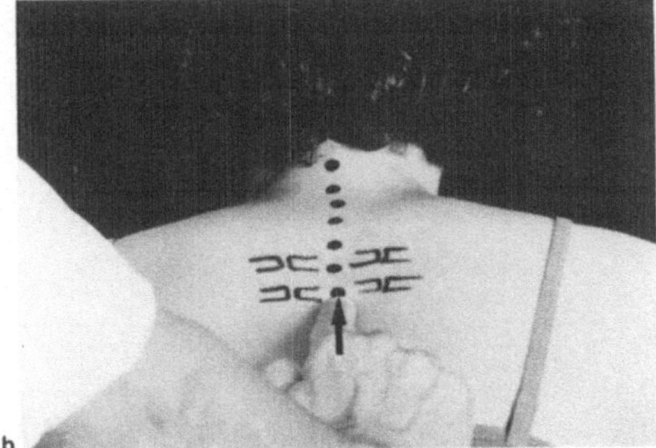

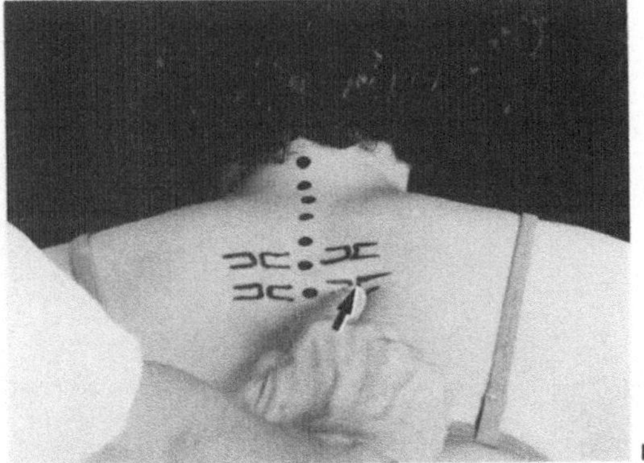

Abb. 101 a, b. BWS-Segmente (Schmerzrosette). **a** Druckpalpation am Dornfortsatz nach ventral **b** nach kranial

Abb. 102. a Palpation der Querfortsätze. **b** Palpation der Kostotransversalgelenke

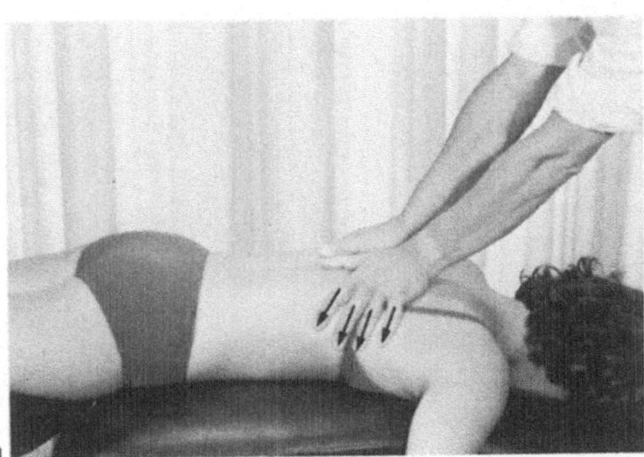

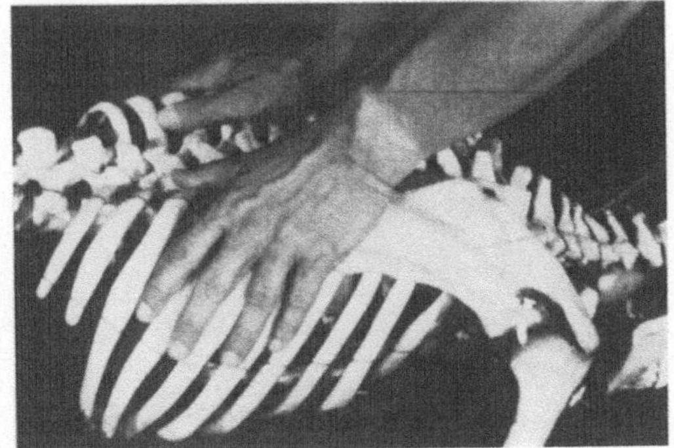

Abb. 104 a, b. Palpation der Interkostalräume und Rippenbewegungen

Translatorische Gelenktests BWS

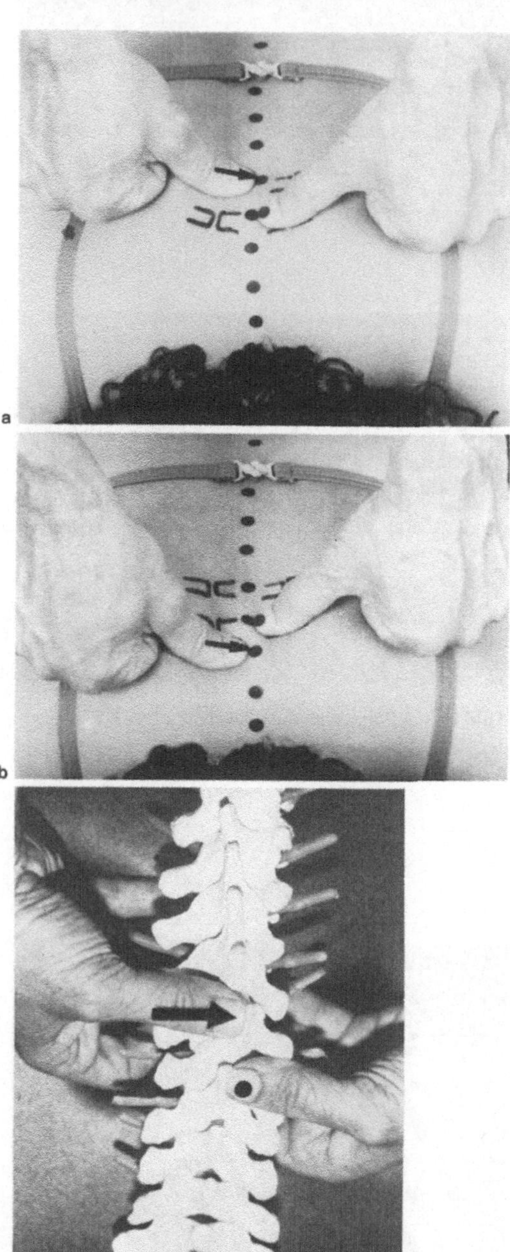

Abb. 105 a–c. Translatorische Gelenktests der BWS-Segmente

**Segmentweise Bewegungsprüfung des
zervikothorakalen Übergangs und der
unteren Rippen**

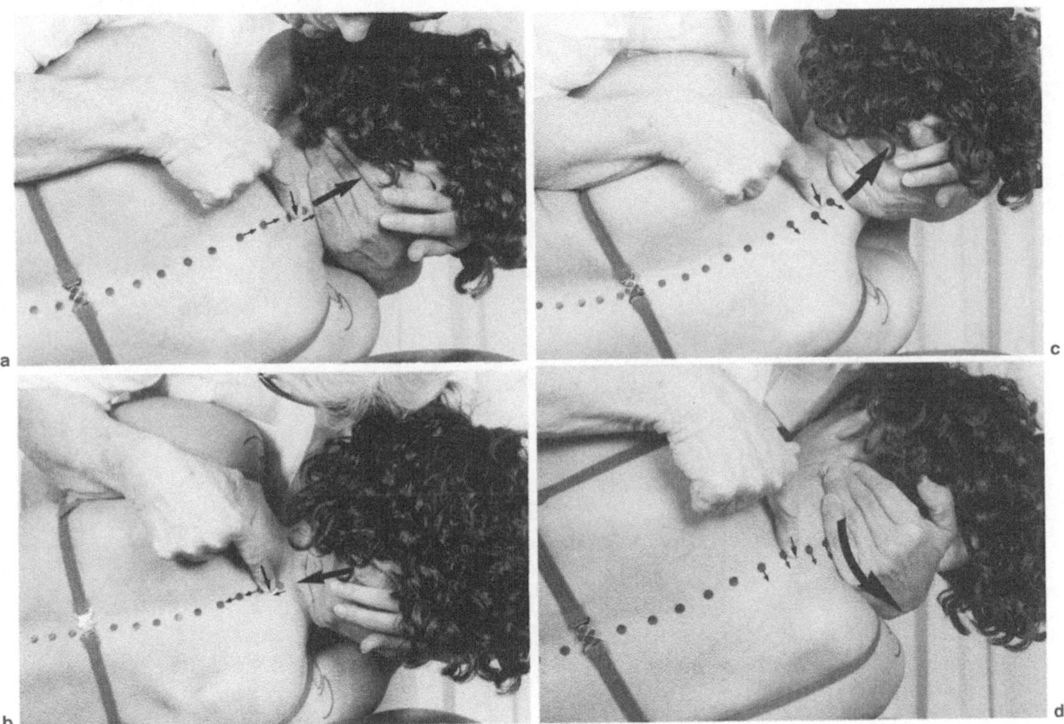

Abb. 110 a–d. Segmentweise Bewegungsprüfung des zervikothorakalen Übergangs. **a** Ventralflexion, **b** Dorsalflexion, **c** Lateralflexion, **d** Rotation

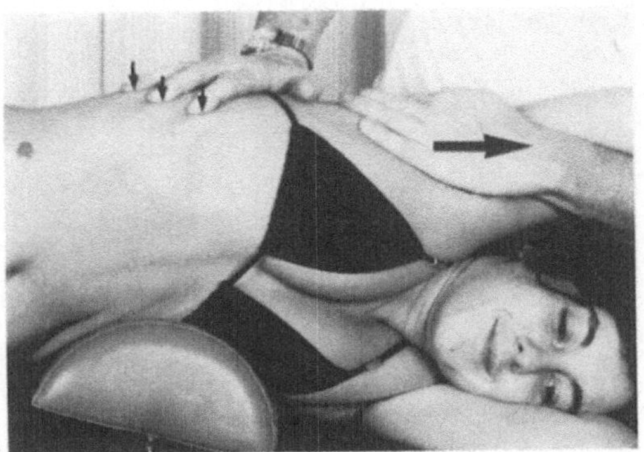

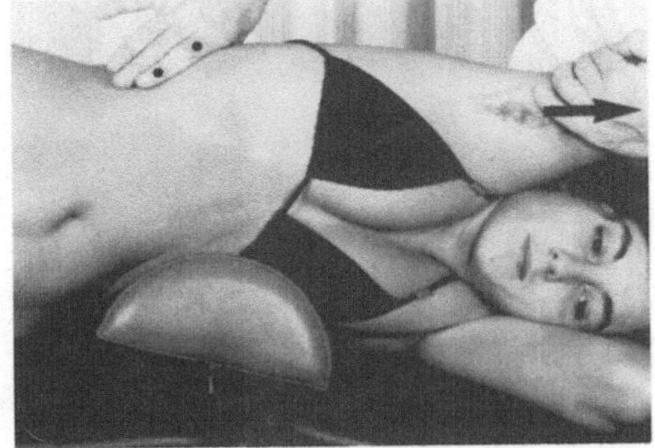

Abb. 111 a, b. Bewegungsprüfung der unteren Rippen. **a** Teststellung für die Palpation, **b** Fixation der Rippe bei der Therapie

Thoraxuntersuchung in Rückenlage (E/III)

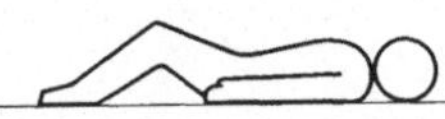

<table>
<tr><td>

1   Inspektion

</td></tr>
</table>

<table>
<tr><td>

2   Aktive Bewegungen:
**   Atembewegungen (Tiefatmung)**
     (Etagendiagnostik)

</td></tr>
</table>

<table>
<tr><td>

3   Palpation Rippen
     (Segmentdiagnostik)
3.1 Palpationskreis Thorax ventral
3.2 Rippenbewegungen und
     Interkostalräume
3.3 Segmentweise Bewegungsprüfung der
     oberen Rippen

</td></tr>
</table>

<table>
<tr><td>

4   Translatorische Gelenktests
4.1 Rippengelenke
4.2 Sternoklavikular- und
     Akromioklavikulargelenk

</td></tr>
</table>

<table>
<tr><td>

5   Muskeltest
     Verkürzungstest Pectoralis major

</td></tr>
</table>

Palpationskreis Thorax ventral

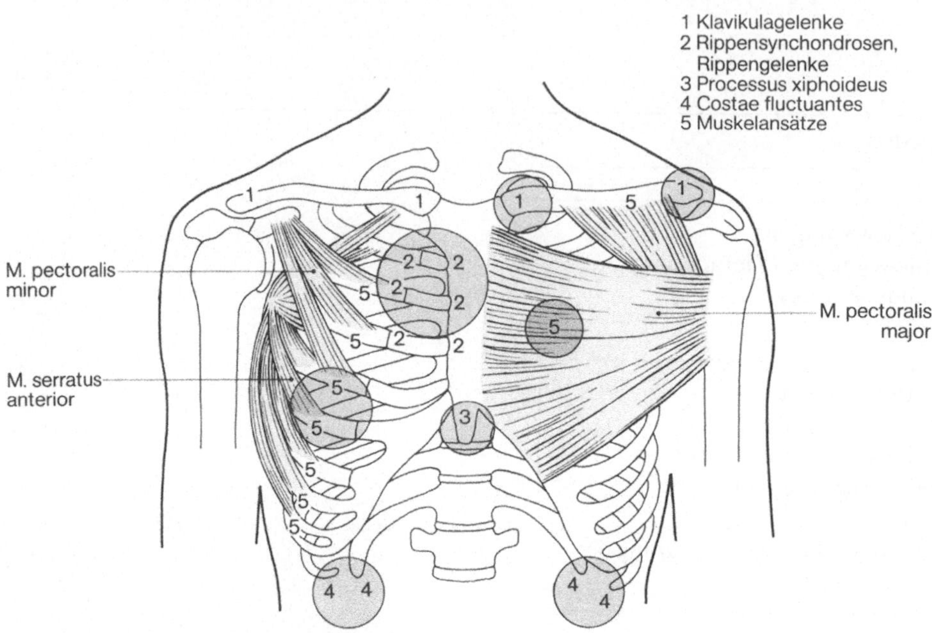

Abb. 113. Palpationskreis Thorax ventral

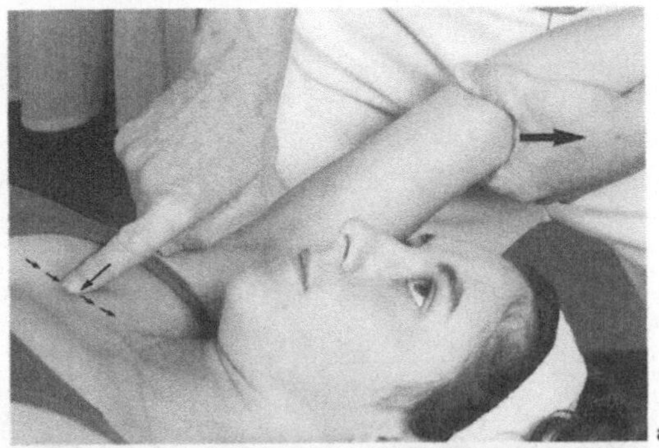

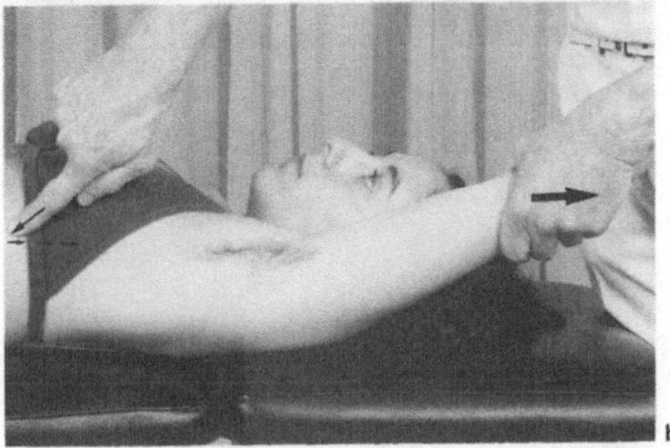

Abb. 114a, b. Segmentweise Bewegungsprüfung der oberen Rippen **a** Pumpenschwengelbewegung, **b** Eimerhenkelbewegung

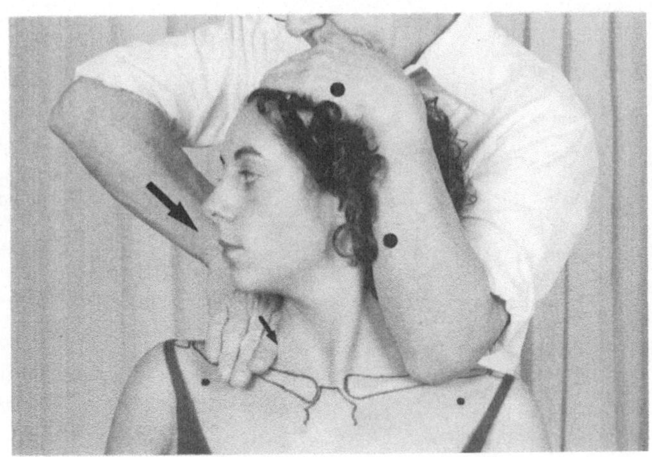

Abb. 202. Federungstest 1. Rippe (rechts)

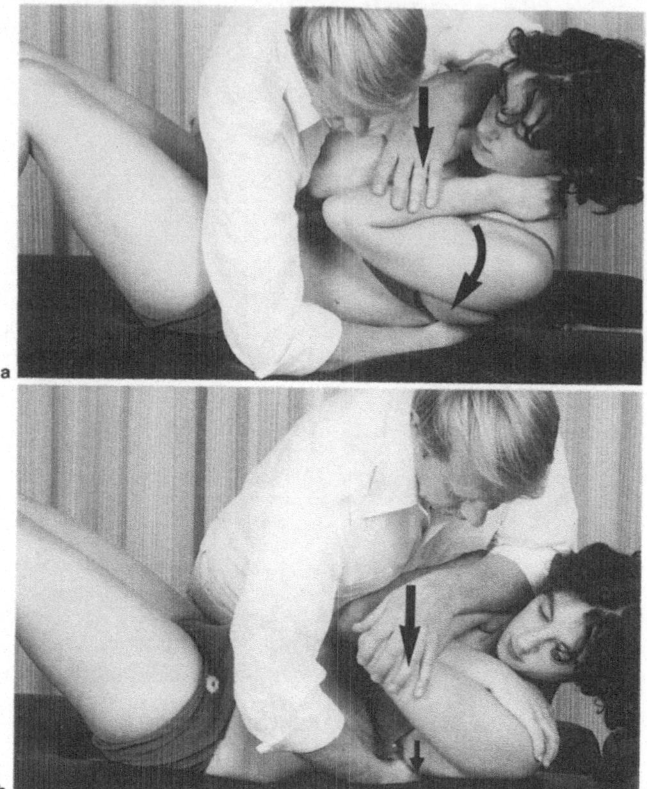

Abb. 115 a, b. Translatorischer Gelenktest der Kostotransversalgelenke. **a** Ausgangsstellung, **b** Ausführung

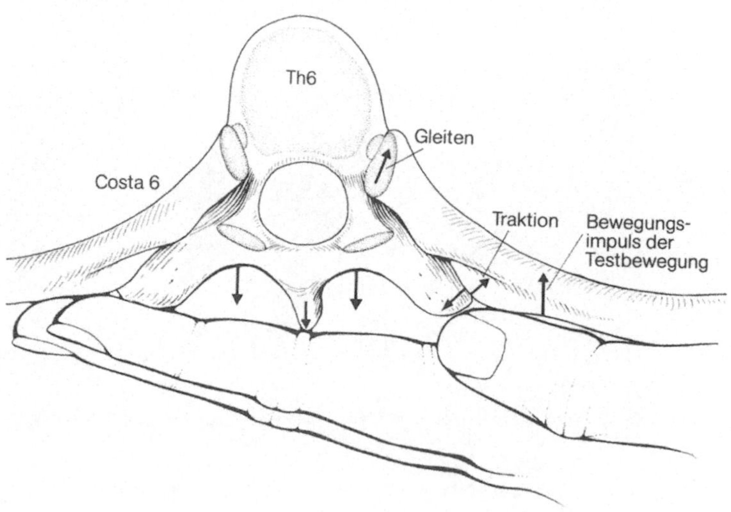

Abb. 116. Distraktion vom Querfortsatz im Kostotransversalgelenk

Untersuchung der HWS im Sitzen (B/V)

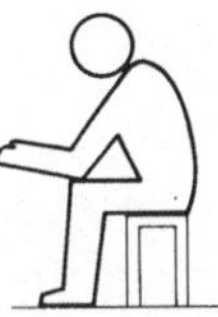

1 Inspektion

2 Aktive und passive HWS- und Kopfbewegungen in 3 Ebenen
(Etagendiagnostik)
2.1 Sagittalebene: Dorsal- und Ventralflexion
2.2 Frontalebene: Lateralflexion
2.3 Transversalebene: Rotation
2.4 Provokationstest Wirbelsegmente (modifiziert nach de Kleyn)
2.5 Provokationstest auf Gefügelockerungen

3 Palpation der HWS
(Segmentdiagnostik)
3.1 Bewegungsprüfung Okziput/Atlas (C0/C1)
3.2 Bewegungsprüfung Atlas/Axis (C1/C2)
3.3 Bewegungsprüfung C2/C3
3.4 Bewegungsprüfung C3–C5
3.5 Bewegungsprüfung C5–Th3 (zervikothorakaler Übergang)

4 Translatorische Gelenktests
4.1 Traktion
4.2 Kompression
4.3 Gleittests der Wirbelbogengelenke

5 Muskeltests
Widerstandstests Halsmuskeln (Synergisten)

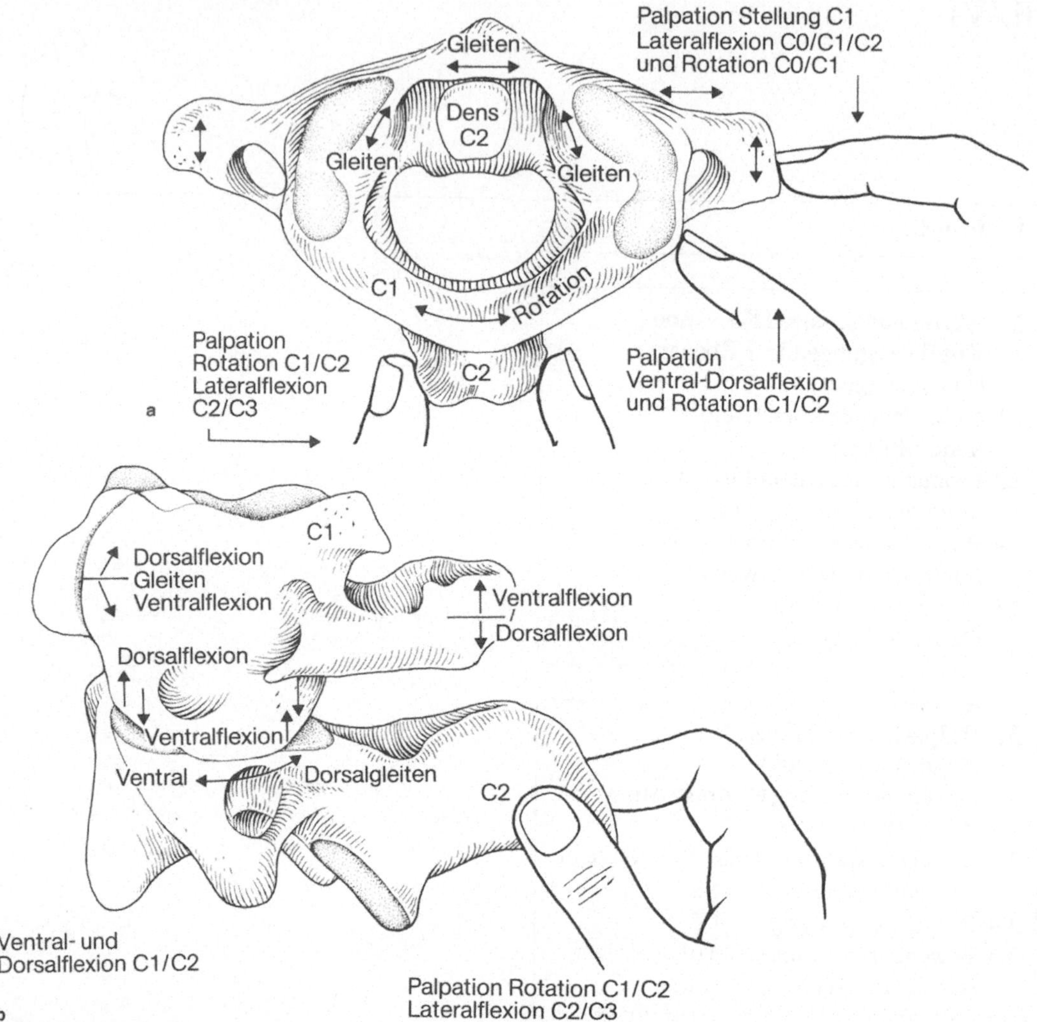

Abb. 124a, b. Gleitbewegungen und Palpationsstellen an den Kopfgelenken (C0, C1, C2). Rotation C1 und C2

Segment C0/C1

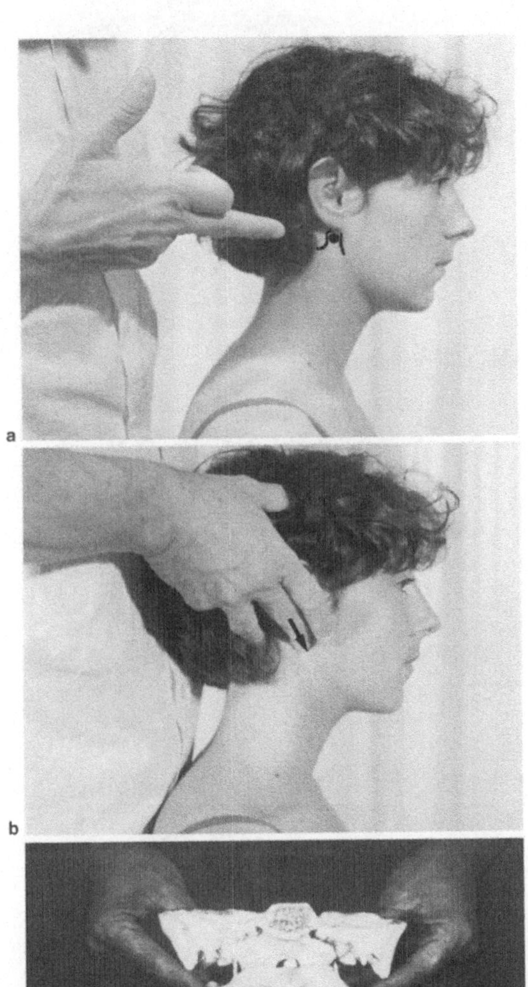

Abb. 118 a–c. Stellungsdiagnostik am Atlas

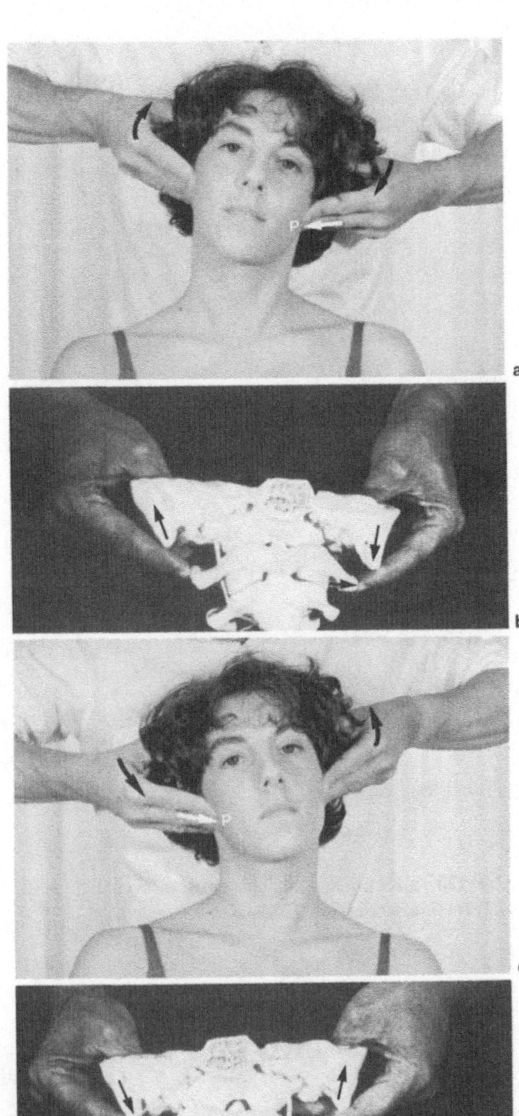

Abb. 119 a–d. Lateralflexion

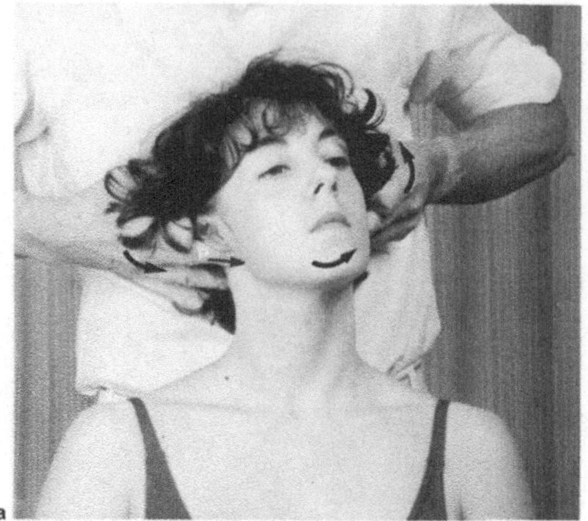

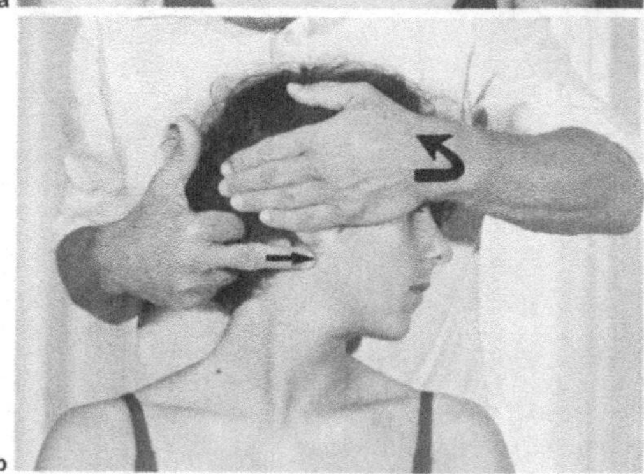

Abb. 120. a Kombinationsbewegung (s. auch Abb. 127) **b** Rotationstest in Endstellung

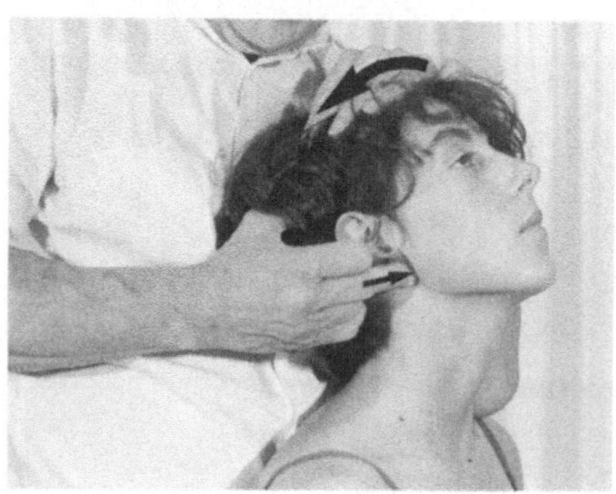

Abb. 121. Dorsalflexion

Segment C0/C1

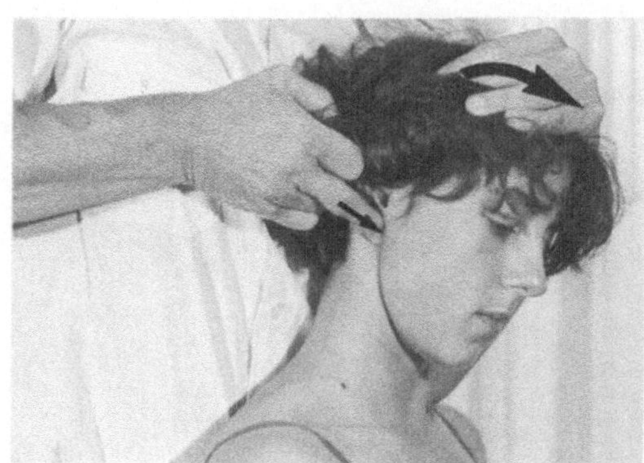

Abb. 122. Ventralflexion

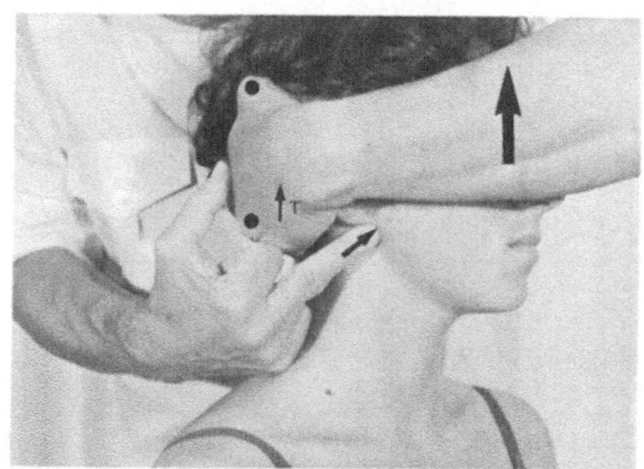

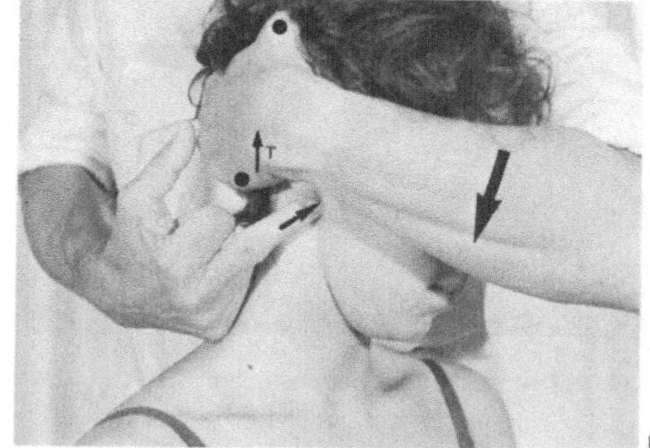

Abb. 123 a, b. Dorsal- und Ventralflexion C0/C1 mit anderer Handfassung

Segment C1/C2

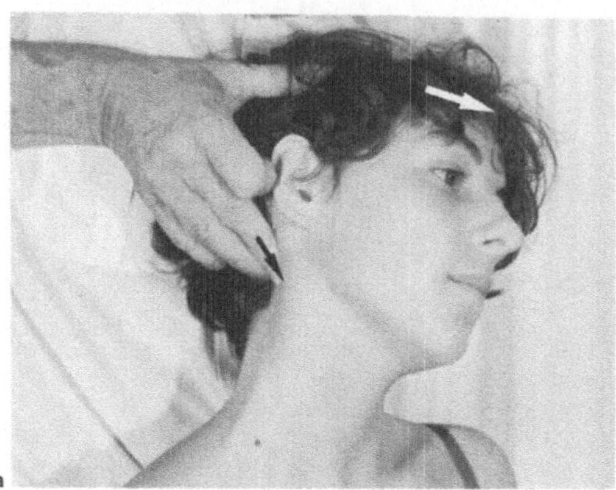
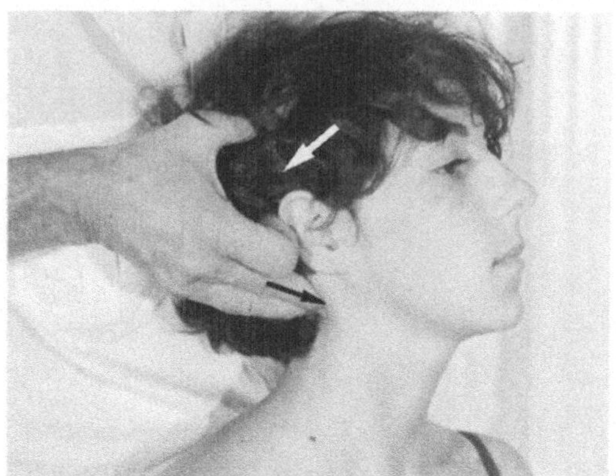

Abb. 125 a, b. Lateralflexion C1/C2 (mit Palpation an den Wirbelbögen)

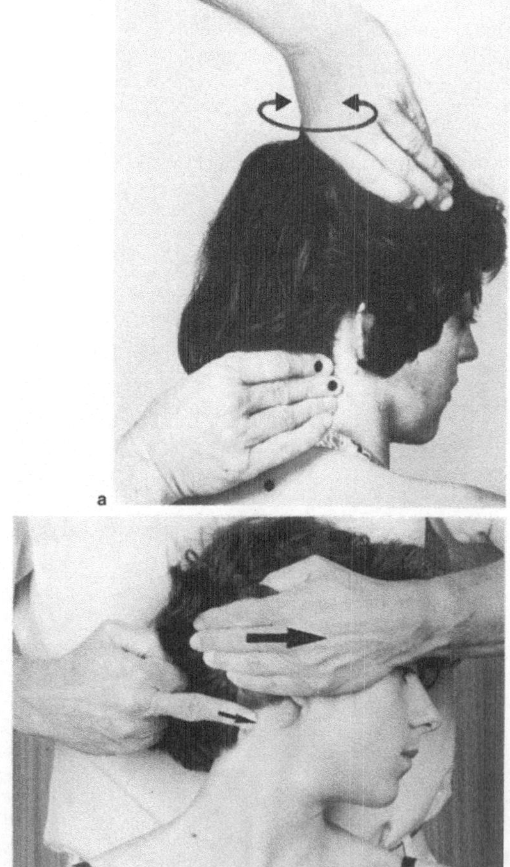

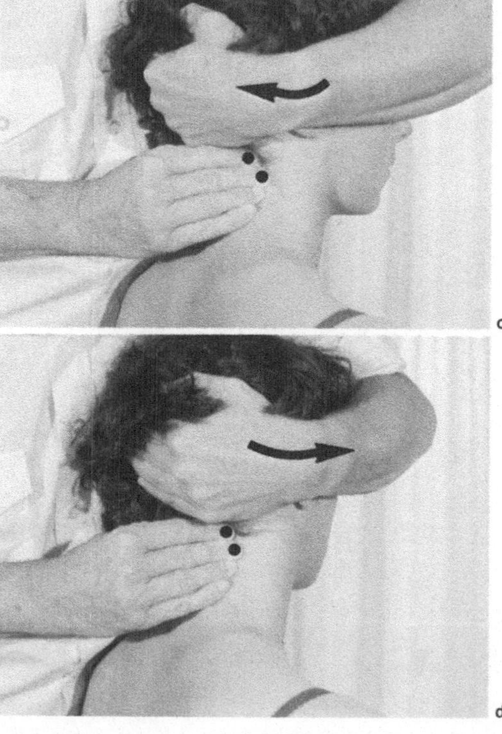

Abb. 126. **a** Rotation Atlas bei fixiertem Axiswirbel. **b** Rotation in Endstellung. **c, d** Rotationstest mit alternativer Handfassung

Segment C1/C2

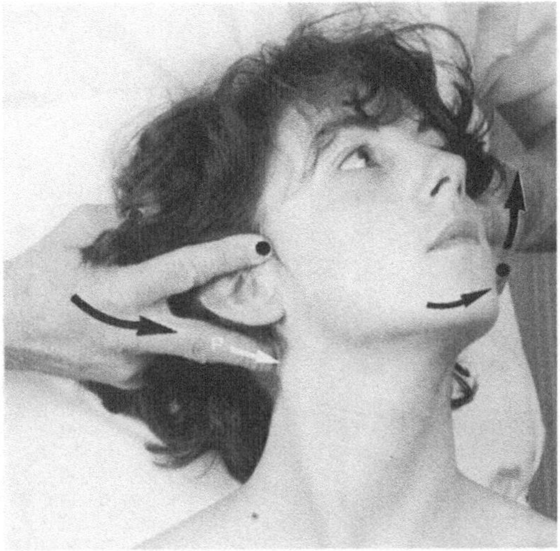

Abb. 127. Kombinationsbewegung C1/C2 (Seitneigung mit gegenläufiger Rotation von C1 und C2)

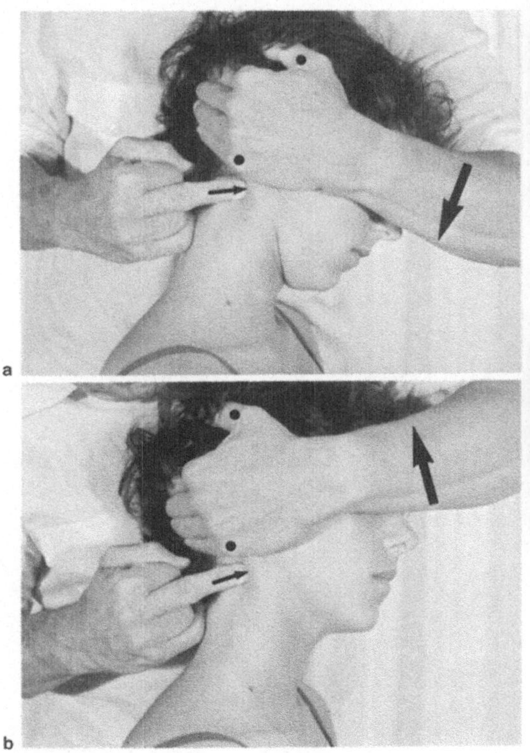

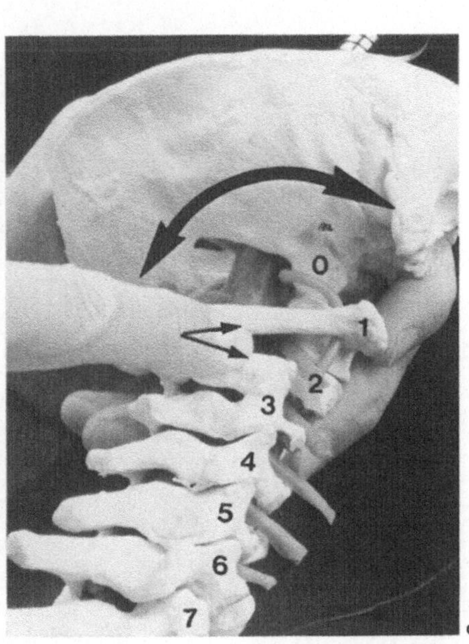

Abb. 128 a–c. Ventral- und Dorsalflexion C1/C2. **c** Palpationsstelle an den Wirbelbögen

Segment C2–C3

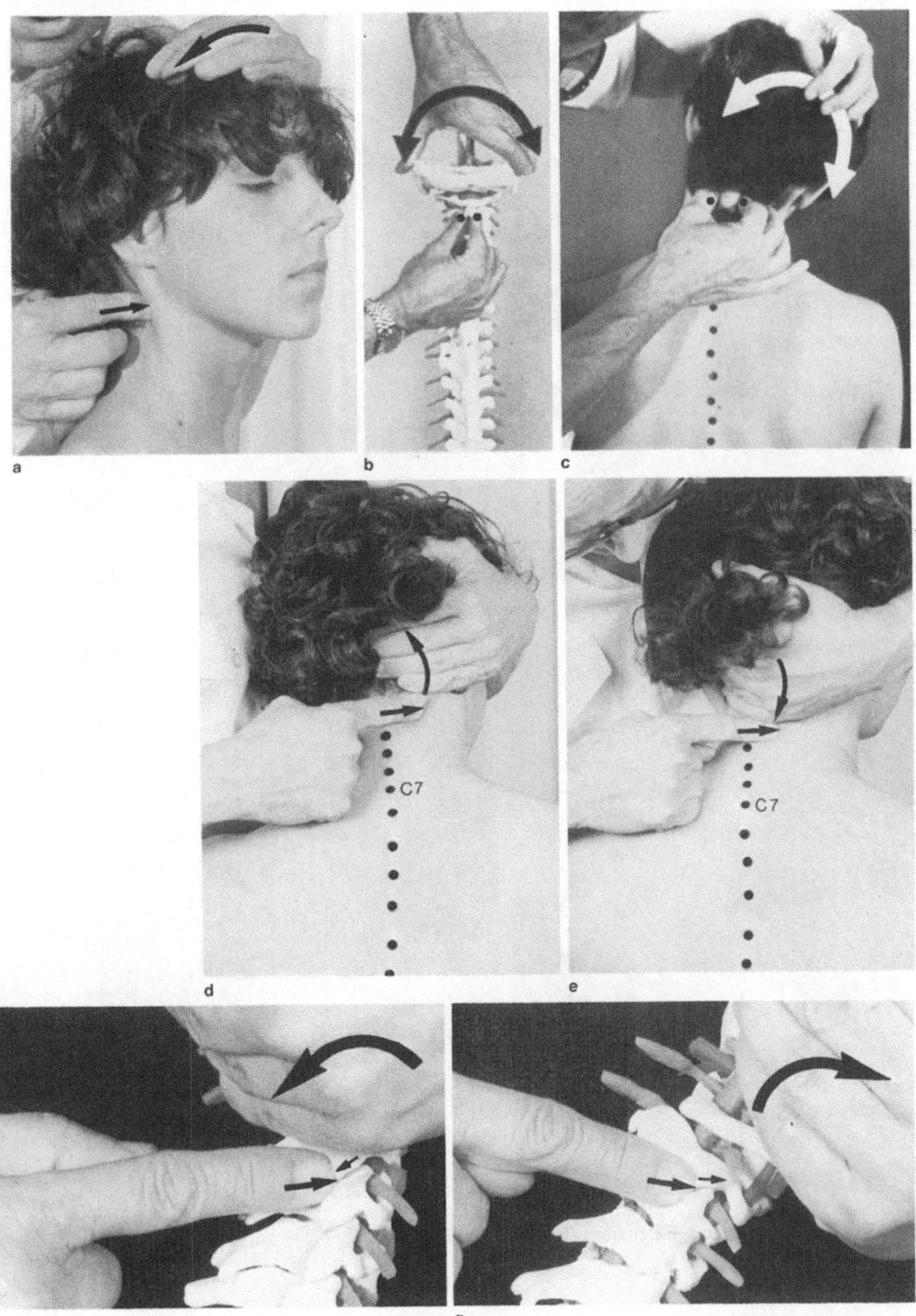

Abb. 129 a–g. Lateralflexion C2/C3. **a, b** Ausgangsstellung, **c** Endstellung, **d** Divergenzbewegung, **e** Konvergenzbewegung, **f, g** Konvergenz- und Divergenzbewegung am Knochenmodell

Segment C3/C4

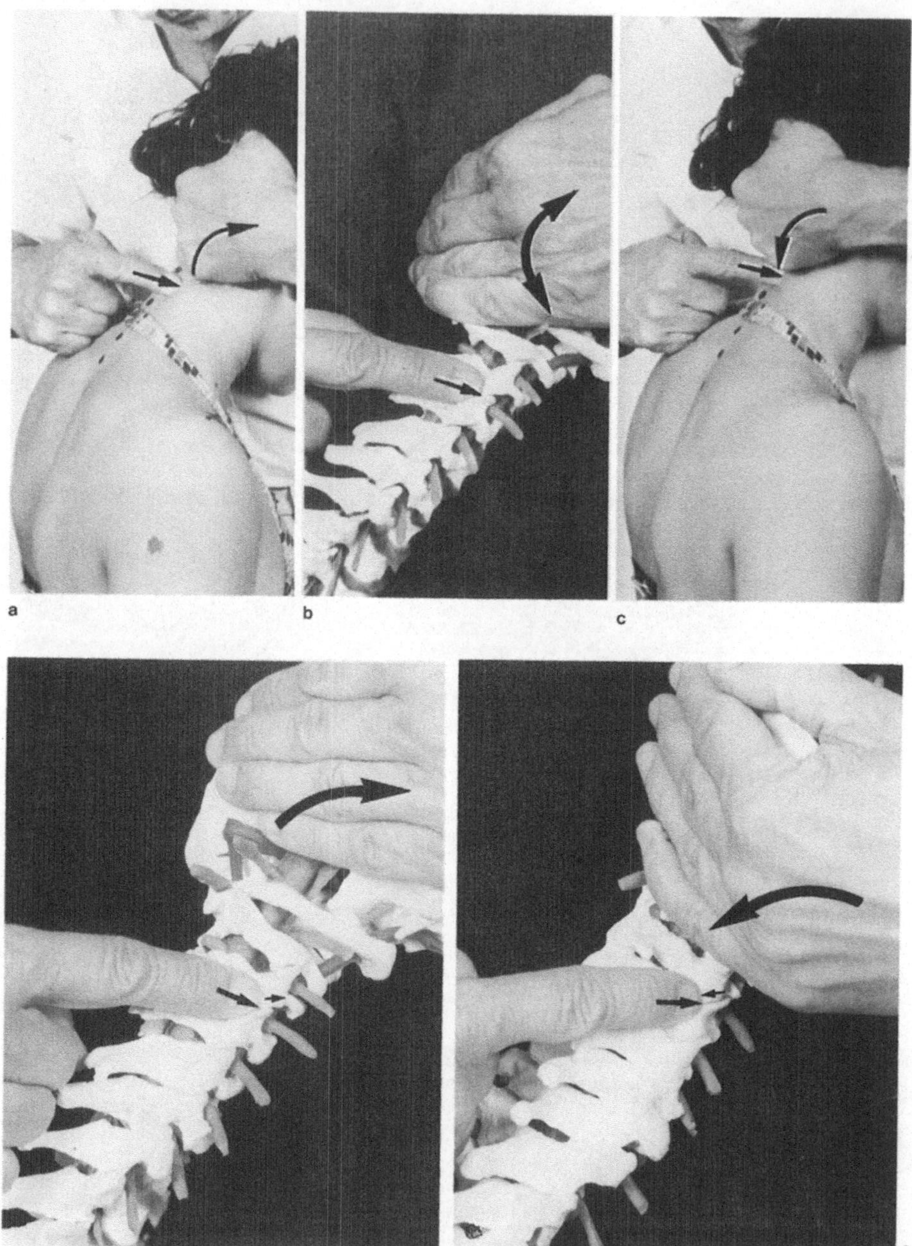

Abb. 130 a–e. Flexion und Extension, Technik für Test *und* Therapie. **a, d** Ventralflexion, **c, e** Dorsalflexion

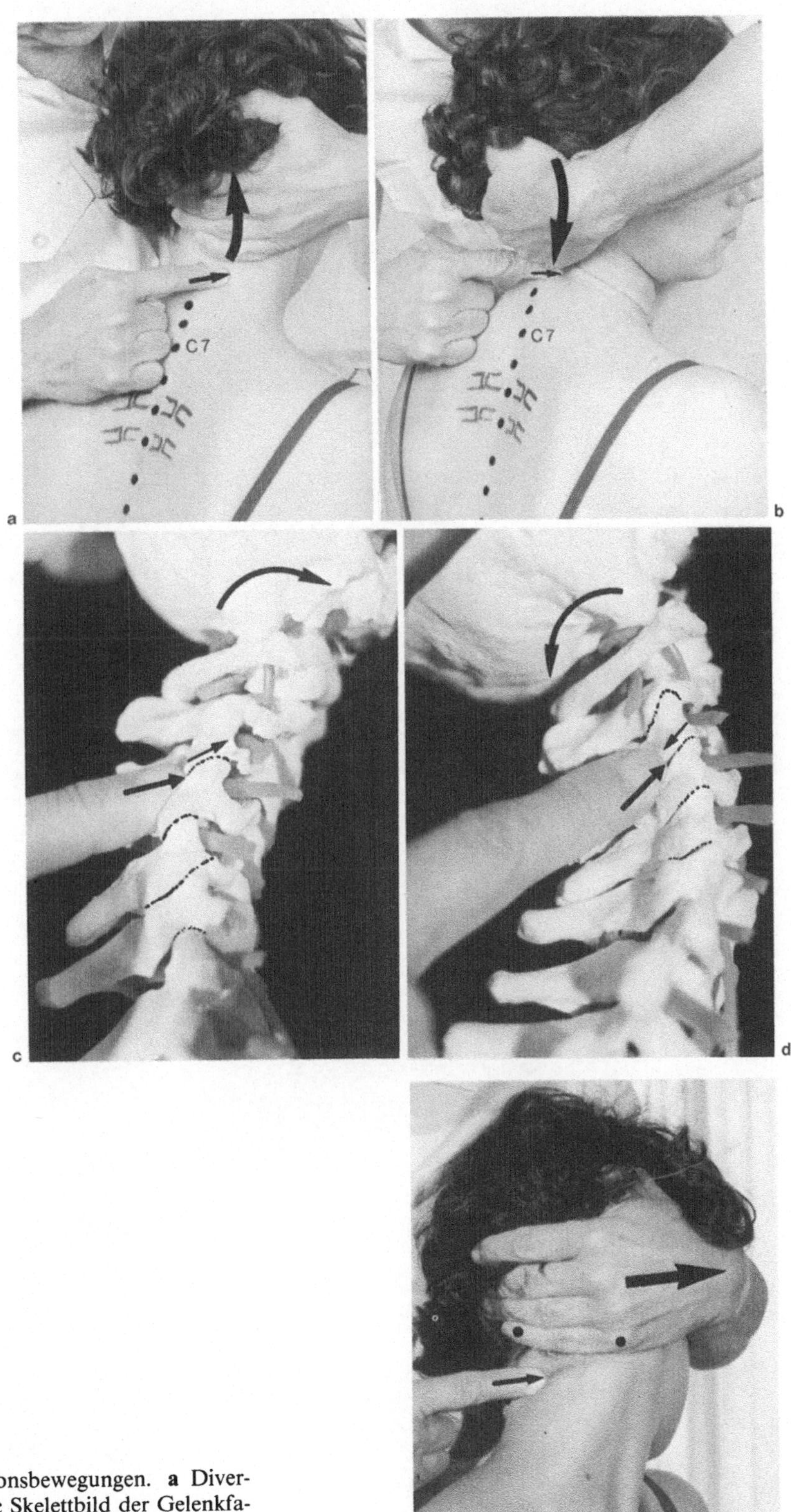

Abb. 131 a–e. Kombinationsbewegungen. **a** Divergenz, **b, d** Konvergenz, **c** Skelettbild der Gelenkfacetten, **e** Rotation in Endstellung

Translatorische Gelenktests

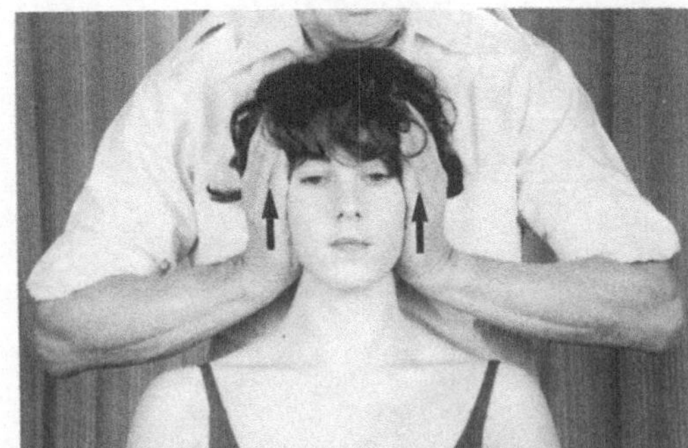

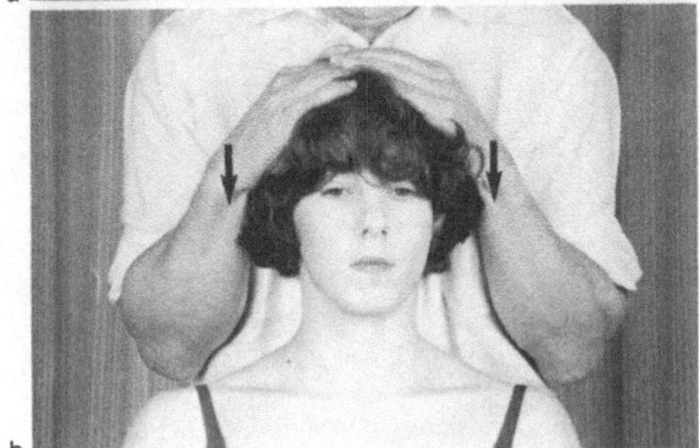

Abb. 135. a Traktion, **b** Kompression der HWS

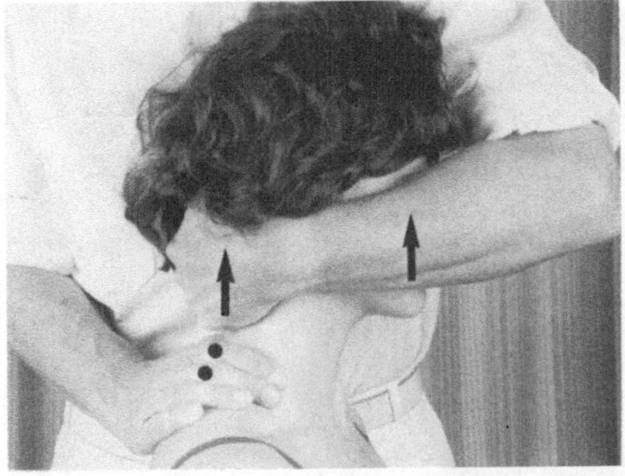

Abb. 136. Segmentweise Traktion (Diskus)

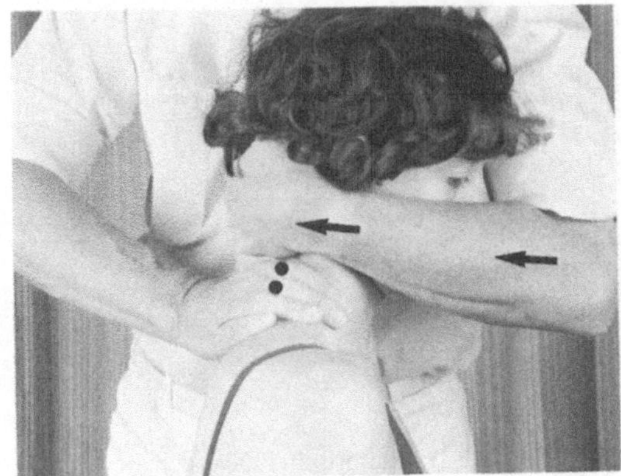

Abb. 137. Segmentweise Traktion (Wirbelbogengelenke)

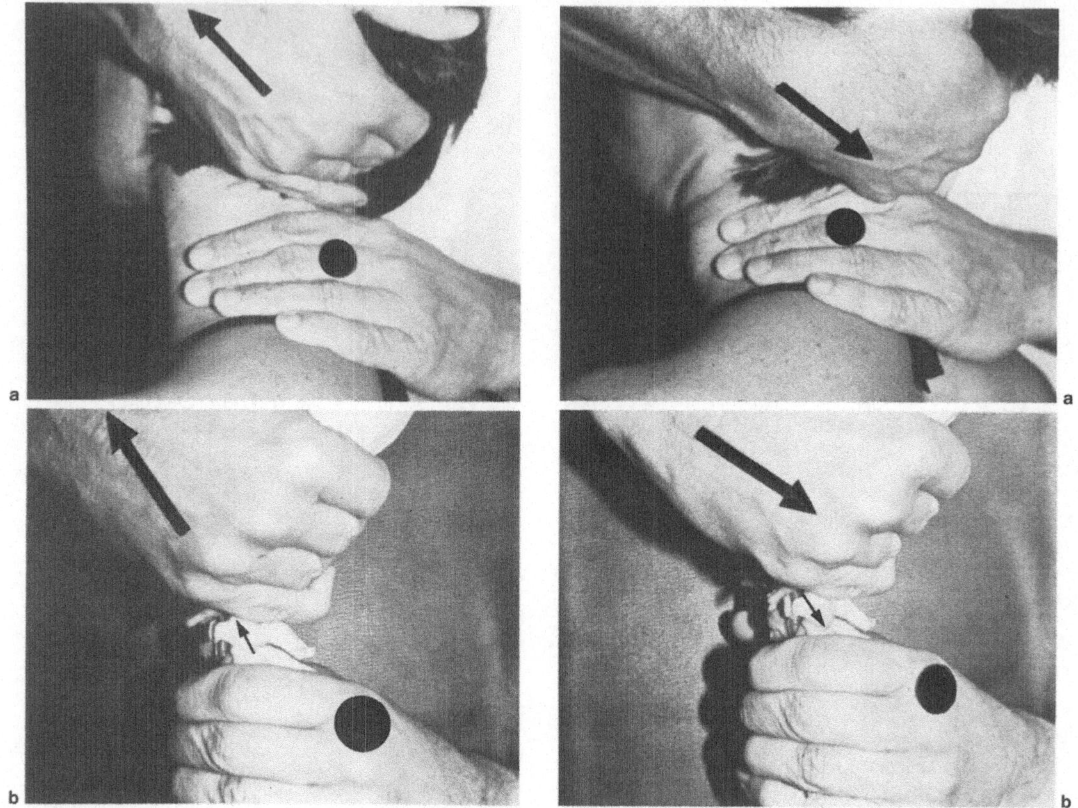

Abb. 138a, b. Translatorische Divergenzbewegung (Segment C2/C3)

Abb. 139a, b. Translatorische Konvergenzbewegung (Segment C2/C3)

Segment C6/ C7–Th1/Th2
zervikothorakaler Übergang

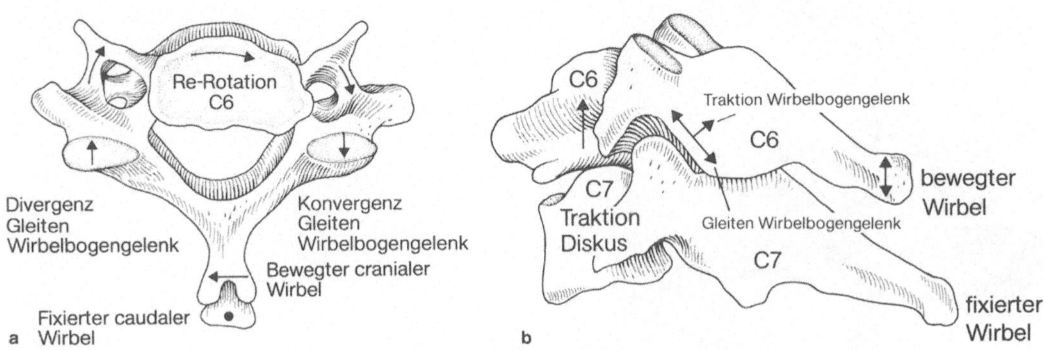

Abb. 132 a, b. Gleitbewegungen in den Wirbelbogengelenken C6/C7

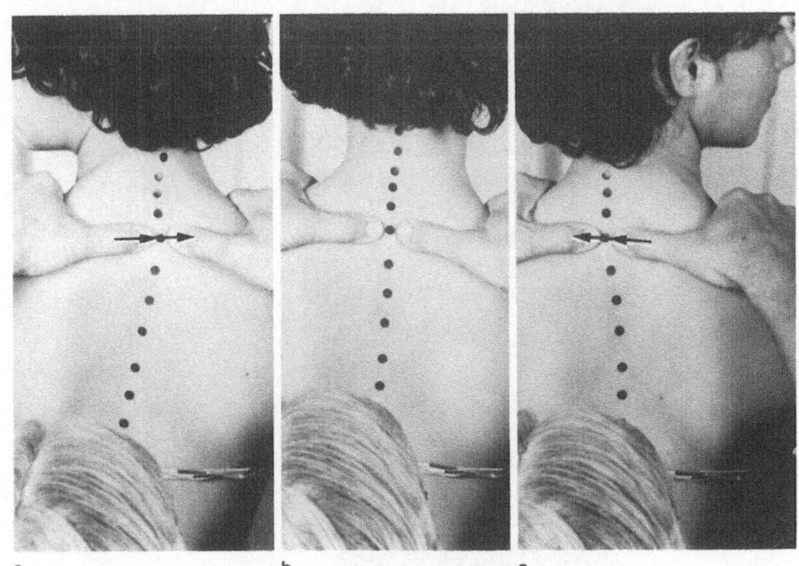

Abb. 133 a–c. Aktive Rotation im zervikothorakalen Übergang

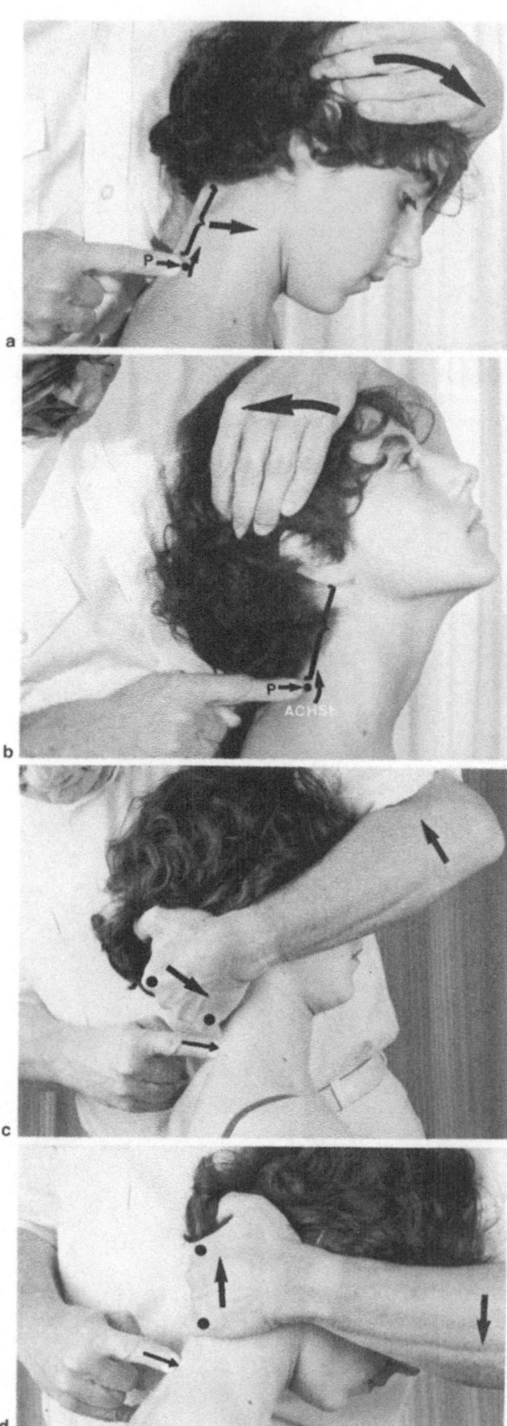

Abb. 134a–d. Bewegungsprüfung im zervikothorakalen Übergang. **a** Ventralflexion, **b** Dorsalflexion, **c, d** gleiche Untersuchung mit anderer Handfassung (Wickelgriff)

Widerstandstests Halsmuskeln

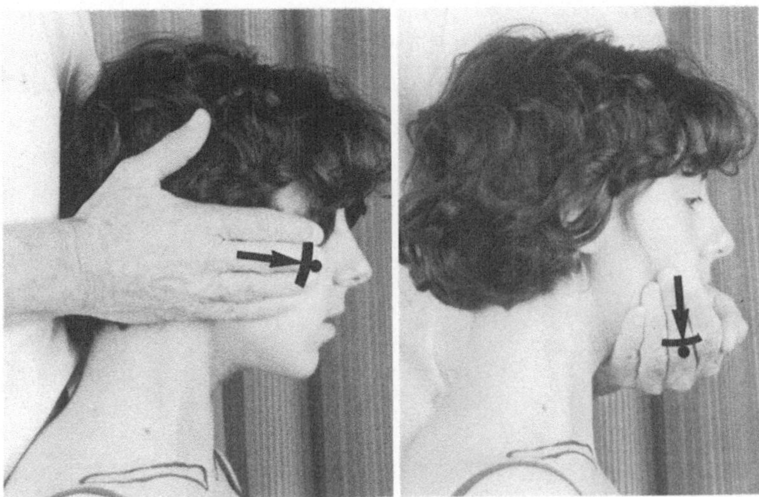

Abb. 139. Oberflächliche Ventralflexoren **Abb. 140.** Tiefe Ventralflexoren

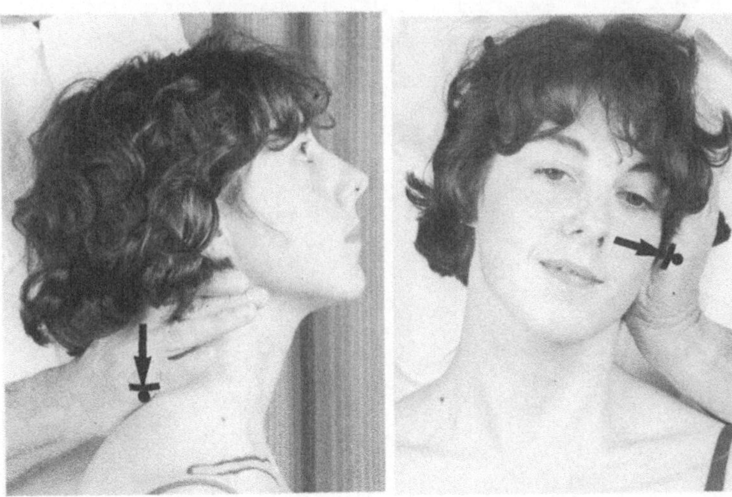

Abb. 141. Tiefe Dorsalextensoren   **Abb. 142.** Lateralflexoren

Untersuchung der HWS in Rückenlage (E/V)

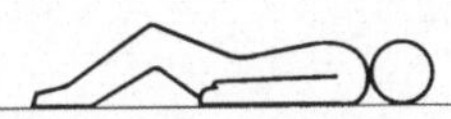

1   Inspektion

2   Aktive und passive HWS- und Kopfbewegungen in 3 Ebenen
(Etagendiagnostik)
2.1 Ventral-, Dorsal-, Lateralflexion und Rotation
2.2 Lateralverschiebung des Kopfes
2.3 Provokationstest für die Arteria vertebralis (De-Kleyn-Hängeversuch)

3   Palpation der HWS
(Segmentdiagnostik)
3.1 Ventralflexion
3.2 Dorsalflexion
3.3 Lateralflexion
3.4 Rotation

4   Translatorische Gelenktests
4.1 Dreidimensionale Traktion aller HWS-Segmente
4.2 Segment C0/C1: Dorsal- und Ventralgleiten der Okziputkondylen auf dem Atlas
4.3 Segment C0/C1/C2: Kombinationsbewegungen in den Kopfgelenken
4.4 Segment C1/C2: Atlastraktion
4.5 Segment C1/C2: Lateralgleiten des Atlas auf dem Axiswirbel
4.6 Segmente C2–C7: Divergenz-Konvergenz-Gleiten in den Wirbelbogengelenken

5   Muskeltests
Widerstandstests Halsmuskeln

Segmentweise Bewegungsprüfung in der HWS

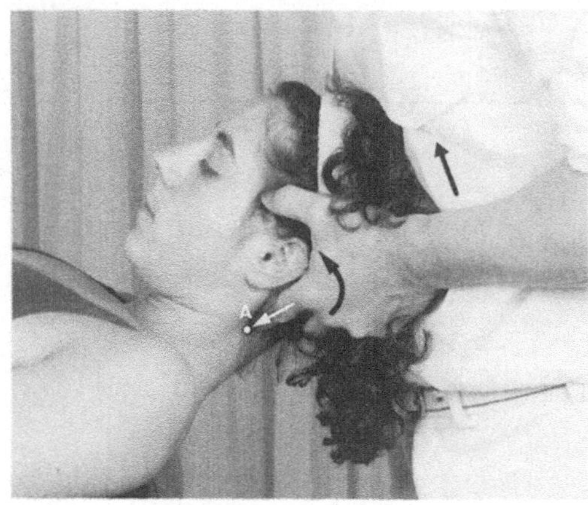

Abb. 151. Ventralflexion

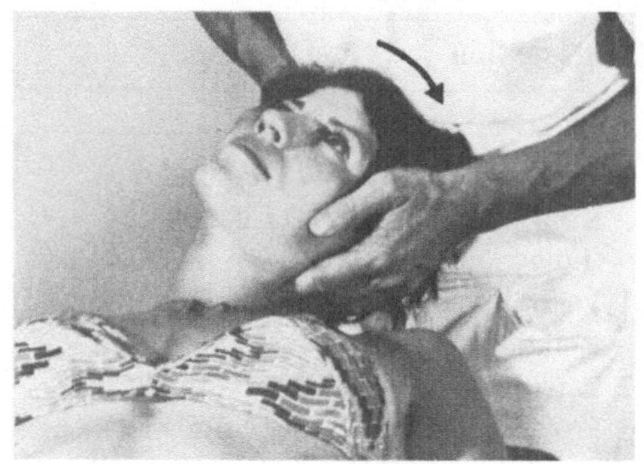

Abb. 153. Lateralflexion

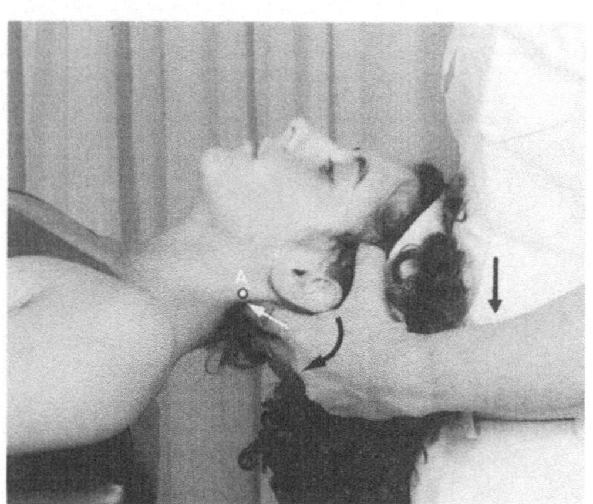

Abb. 152. Dorsalflexion

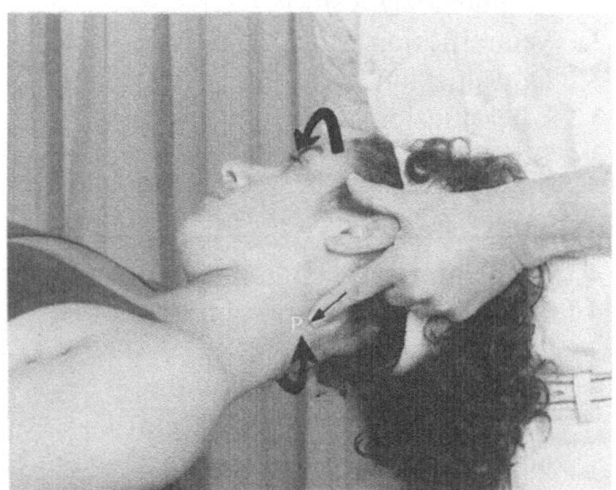

Abb. 154. Rotation

Translatorische Gelenktests

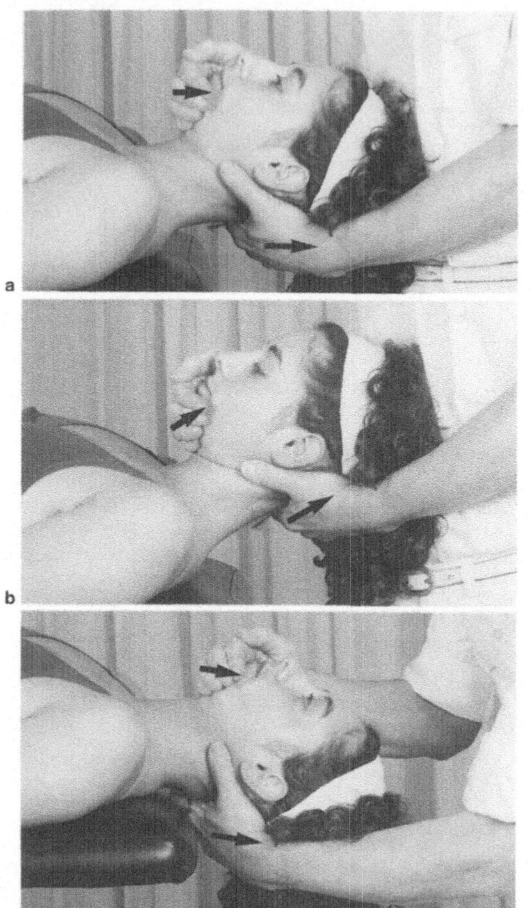

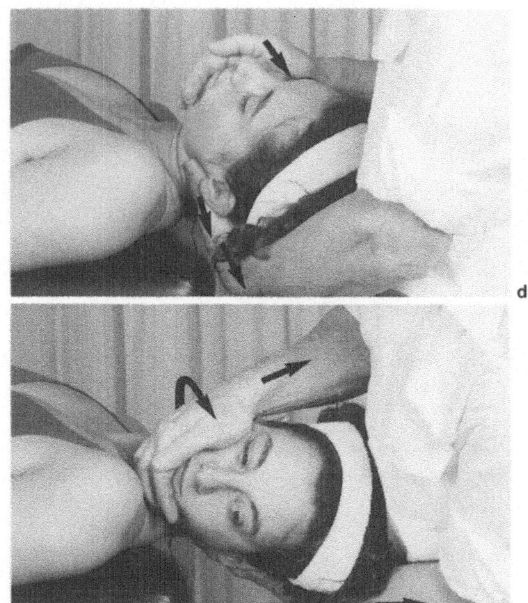

Abb. 155 a–e. Dreidimensionale Traktion der HWS.
a Axial, **b** ventral, **c** dorsal, **d** lateral, **e** Rotation

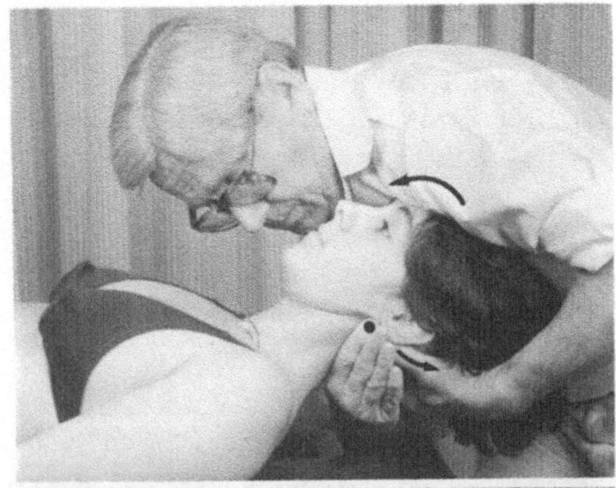

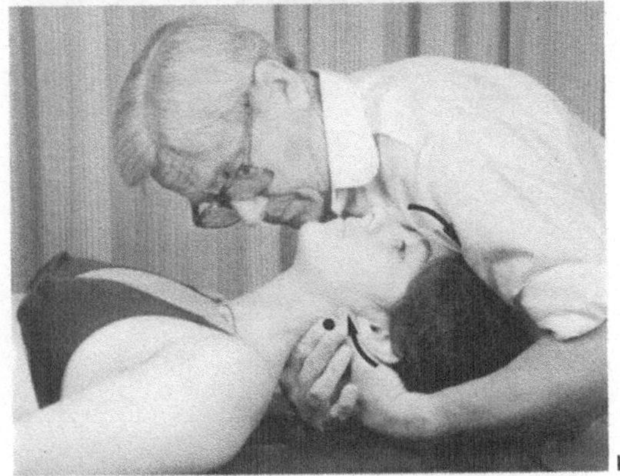

Abb. 156 a, b. Segment C0/C1: Dorsalgleiten (a), Ventralgleiten der Okziputkondylen (b)

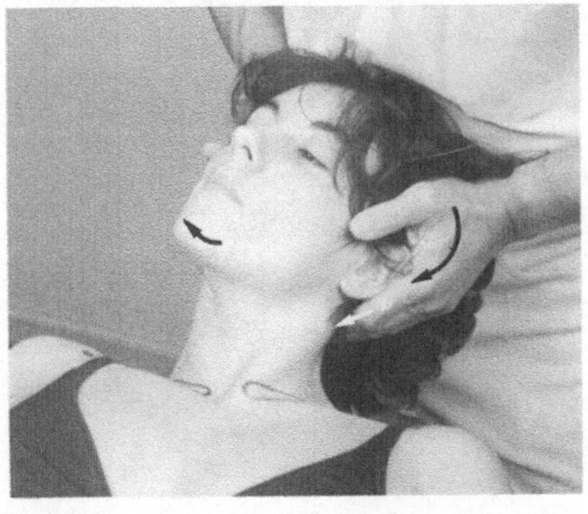

Abb. 157. Kombinationsbewegung in den Kopfgelenken (C0/C1/C2)

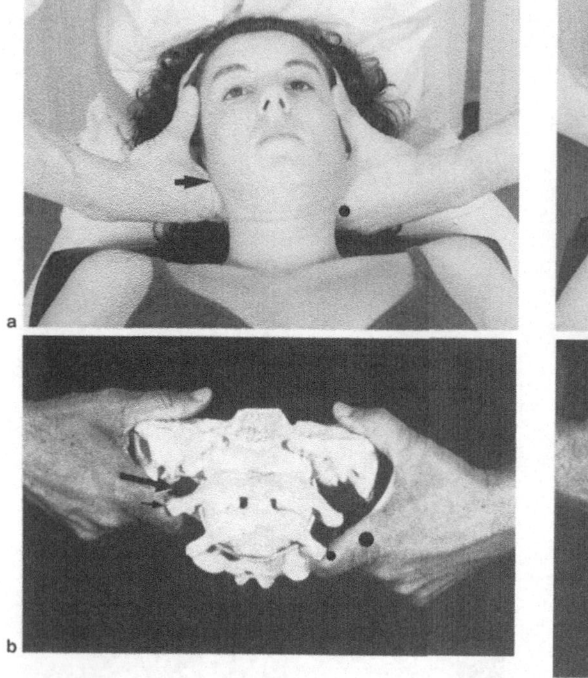

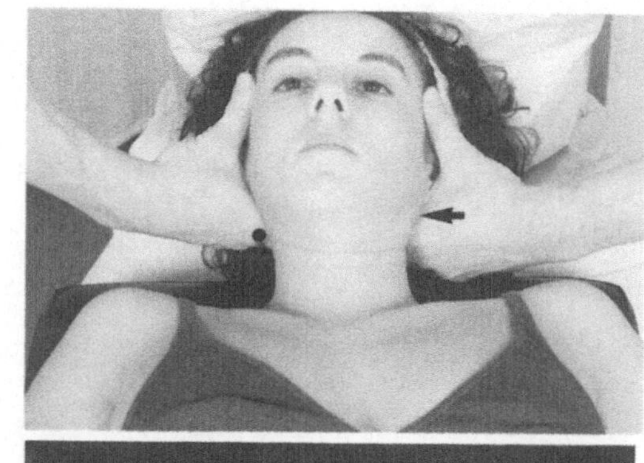

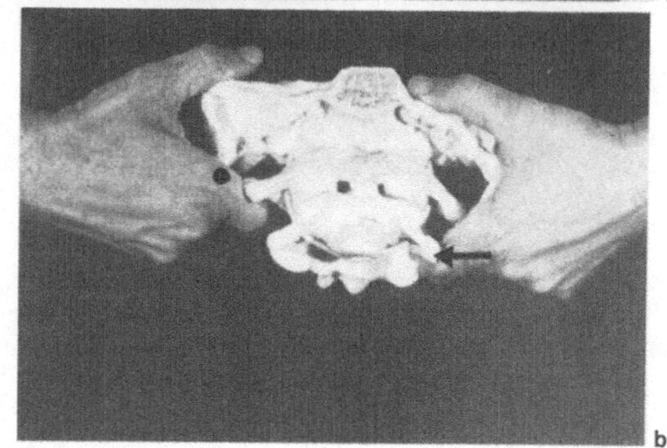

Abb. 158a, b. Hypermobilitätstest C1/C2: Atlasschub nach links

Abb. 160a, b. Axisschub nach rechts

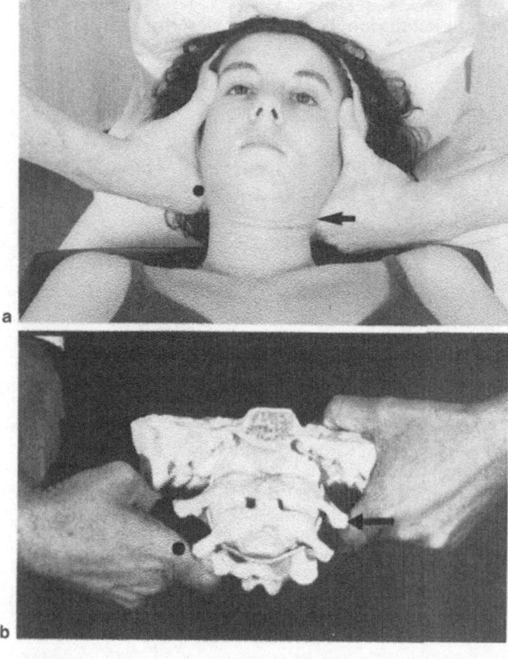

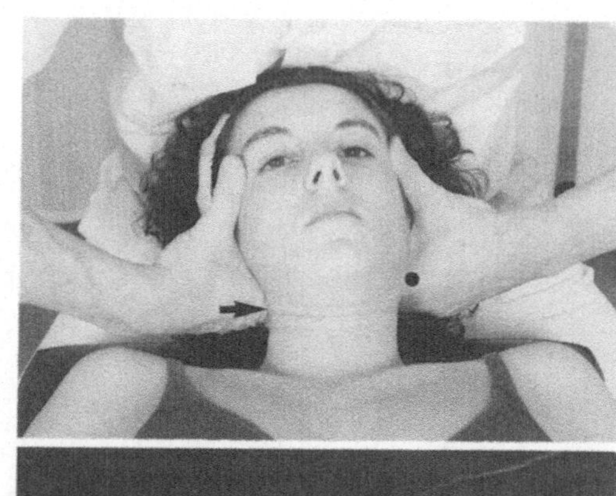

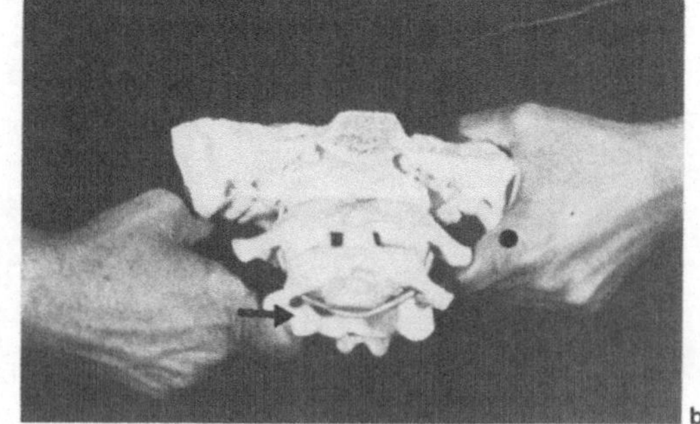

Abb. 159a, b. Atlasschub nach rechts

Abb. 161a, b. Axisschub nach links

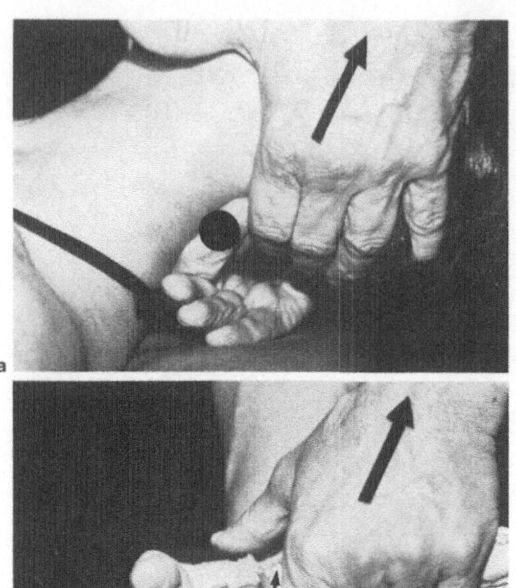

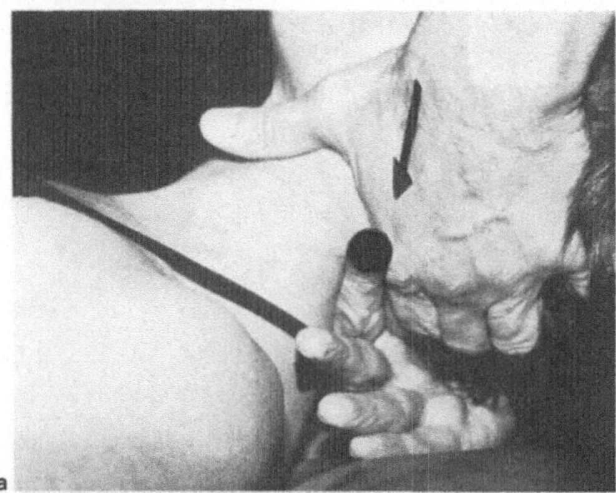

Abb. 162 a, b. Divergenzbewegung C2/C3

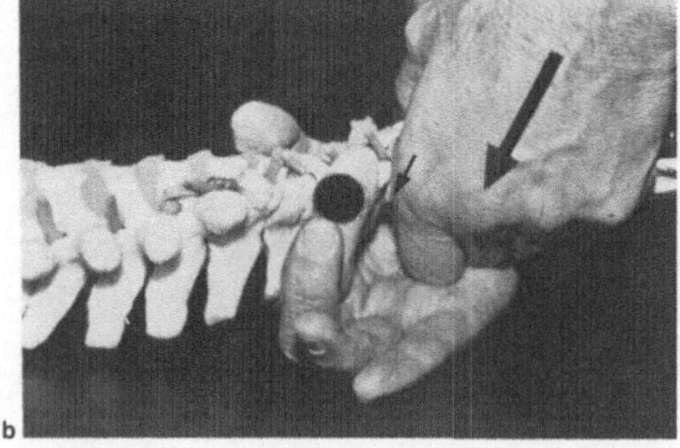

Abb. 163 a, b. Konvergenzbewegung C2/C3

Dokumentation von Befunden am Bewegungsapparat mit Befundsymbolen

(nach H. Frisch)

Die Dokumentierung von Befunden mit Hilfe von Befundsymbolen ermöglicht nicht nur eine rationelle Aufzeichnung der Untersuchung, sondern auch eine schnellere Orientierung über einen früheren Befund.

Durch Kombination der folgenden *10 Standardsymbole* können 80–90% aller Befunde am Bewegungsapparat aufgezeichnet werden. Die Einzeichnung erfolgt in die Rückansicht eines Skelettschemas, alle ventral oder volar gelegenen Befunde werden mit einem V bezeichnet.

Die Standardsymbole werden in blauer Farbe für Gelenke, Nerven und Haut und in roter Farbe für Muskeln und Sehnen verwendet.

Alle hiermit nicht zu erfassenden Befunde können in Worten oder mit eigenen Symbolen aufgezeichnet werden.

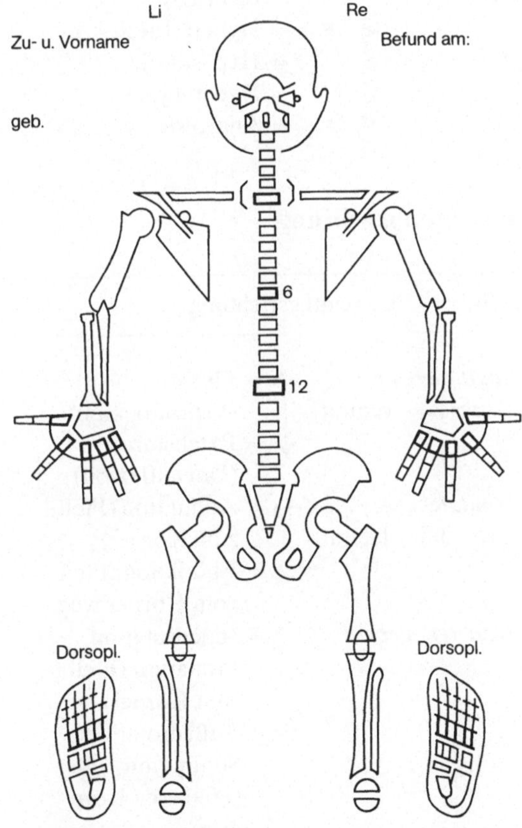

Skelettschema für die Dokumentation von Befunden

10 Standardsymbole

Ventral oder volar mit **V** kennzeichnen.
Blau: Gelenke, Nerven, Haut.
Rot: Muskeln, Sehnen

Allgemeine Zeichen

1	+	Form oder Funktion vermehrt
2	–	Form oder Funktion vermindert
3	!	Form oder Funktion schmerzhaft
4	Ø	Funktion erloschen

o. B. = Kein krankhafter Befund

Inspektion

5 ( )   Bereich einer Veränderung der physiologischen Verhältnisse

Beispiel: 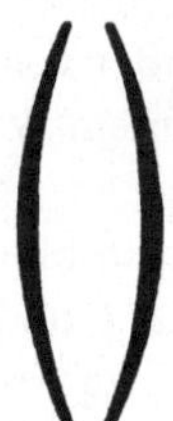

R = Rubor
C = Calor
! = Dolor
+ = Tumor bzw. Schwellung
− = Atrophie
D = Deformierung (knöcherne Deformierungen können auch durch Umzeichnung der Konturen des Stempelschemas dargestellt werden)

6   Verletzung oder entzündliche Veränderungen der Haut oder tieferer Gewebeschichten

Beispiel: 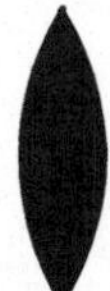

W = Wunde
A = Abszeß
Ph = Phlegmone
F = Fistel
N = Narbe

7 ── Kontinuitätstrennung von Geweben

Beispiel: ──Fr = Fraktur
Amp = Amputation (mit Angabe der Stumpflänge)
⌐20
↓cm   R = Muskel- oder Sehnenriß

Palpation

8 ●   Druckpunkt; Gewebsresistenz

Beispiel: ●! = Schmerzhafte Resistenz
(blau) („trigger point")
O = Fraglicher Druckpunkt, fragliche Resistenz
● = Muskel-, Sehnenansätze,
(rot) Myogelosen
(„trigger points")

9 ⋛   *Blau:* Sensibilitätsstörung (mit Angabe von Segment oder Nerv) *Rot:* Myalgien

Beispiel: ⋛ **L5** = Parästhesie (im Segment L5)
⋛ + = Hyperästhesie
⋛ − = Hypästhesie
⋛ ! = Hyperalgesie
⋛ Ø = Analgesie

Bewegungsprüfung

10 →   Bewegungsrichtung

Sagittalebene:
(dorsal – ventral)
↑ = Flexion (Ventralflexion)
↓ = Extension (Dorsalflexion)

Frontalebene:
(medial – lateral)
← = Adduktion (Pfeil zum Körper)
→ = Abduktion (Pfeil vom Körper weg)

Transversalebene: ↙◠ = Innenrotation, Pronation (Pfeil zum Körper)
◠↘ = Außenrotation, Supination (Pfeil vom Körper weg)

Messungen

Gelenke

Messung der Gelenkbeweglichkeit

1) 1- bis 3mal — oder + :
   mäßig, stark, sehr stark eingeschränkt bzw. vermehrt
2) Angabe des eingeschränkten (fehlenden) Bewegungsraums,
   z. B. — ⅓.
3) Angabe in Winkelgraden nach der Neutral-0-Methode.

Die Neutral-0-Methode (Cave u. Roberts, zit. nach Debrunner) mißt die Gelenkbeweglichkeit von der anatomischen Normalstellung aus: aufrechter Stand mit parallel stehenden Füßen, hängenden Armen, Daumen nach vorn gerichtet, Blick geradeaus.

Gemessen wird in der

- Sagittalebene (Extension/Flexion),
- Frontalebene (Abduktion/Adduktion),
- Transversalebene (Außen-/Innenrotation),

in der Reihenfolge:

1) vom Körper wegführende Bewegungen (Extension, Abduktion, Außenrotation),
2) Rückführung zur Nullstellung,
3) Weiterführung über die Nullstellung hinaus in die Gegenrichtung.

Beispiel: Normalmaße am Schultergelenk

Extension/Flexion	45°– 0° – 180°
Abduktion/Adduktion	180°– 0° – 45°
Außen-/Innenrotation	60°– 0° – 90°

Wird die Nullstellung durch eine Bewegungseinschränkung verschoben, dann steht die Null entweder vor oder hinter den gemessenen Winkelgraden.

Beispiel: Bewegungseinschränkung im Hüftgelenk

Extension/Flexion	0° – 10° – 100°
Abduktion/Addution	20° – 0° – 20°
Außen-/Innenrotation	0° – 25° – 10°

Messung der Wirbelbeweglichkeit

Die *Wirbelstellung* wird verbal aufgezeichnet.

↑ = Ventralflexion   ↓ = Dorsalflexion

⇆ = Links- bzw. Rechtsneigung

↶ = Linksrotation   ↷ = Rechtsrotation

Bewegungsgrade: Ø = Bewegung aufgehoben
   1 = stark eingeschränkt
   2 = leicht eingeschränkt
   3 = normal
   4 = hypermobil

Muskeln

Bezeichnung des Muskels durch seine Anfangsbuchstaben, z. B. ↑Bi = M. biceps
↓Ext. dig. = mmM. extensor digitorum
Bewegung gegen Widerstand = ↑̄

Zeichen für Veränderungen des physiologischen Zustands

Verkürzter Muskel durch ein Kreuz im Pfeil, z. B.:

⇵Ps = verkürzter M. psoas
K = Kontraktur
S = Spastizität

Messung der Muskelkraft (nach Kendall u. Kendall)

5 = normal (voller Bewegungsumfang gegen starken Widerstand)

4 = gut (voller Bewegungsumfang gegen mäßigen Widerstand)

3 = schwach (voller Bewegungsumfang gegen die Schwerkraft ohne Widerstand)

2 = sehr schwach (aktive Bewegung bei aufgehobener Schwerkraft)

1 = Spur (fühlbare Muskelanspannung ohne Bewegungseffekt)

0 = Null (keine Kontraktion)